医院药学基础与临床应用

主编 吕毅 龚淼 郭玲 张文靓 李志燕 褚雨

上海科学技术文献出版社

图书在版编目（CIP）数据

医院药学基础与临床应用 / 吕毅等主编. -- 上海 : 上海科学技术文献出版社, 2024. -- ISBN 978-7-5439-9134-7

Ⅰ. R9

中国国家版本馆 CIP 数据核字第 2024EA2554 号

责任编辑：王 珺

医院药学基础与临床应用

YIYUAN YAOXUE JICHU YU LINCHUANG YINGYONG

吕 毅 龚 森 郭 玲 张文靓 李志燕 褚 雨 主 编

出版发行：上海科学技术文献出版社

地　　址：上海市长乐路746号

邮政编码：200040

经　　销：全国新华书店

印　　刷：北京兰星球彩色印刷有限公司

开　　本：787*1092　1/16

印　　张：14.5

字　　数：20万字

版　　次：2024年7月第1版　2024年7月第1次印刷

书　　号：ISBN 978-7-5439-9134-7

定　　价：148.00元

http://www.sstlp.com

《医院药学基础与临床应用》
编委会

主　编

吕　毅　枣庄市妇幼保健院

龚　淼　枣庄市立医院

郭　玲　滕州市中心人民医院

张文靓　枣庄市妇幼保健院

李志燕　枣庄市立医院

褚　雨　枣庄市立医院

副主编

周文杰　枣庄市妇幼保健院

梁　娜　枣庄市立医院

陈　琪　枣庄市立医院

李　娟　枣庄市立医院

李　祥　枣庄市立医院

王永茂　枣庄市胸科医院

前 言

在当今医疗科学日新月异的时代，药物治疗作为疾病治疗的重要手段，其科学性和合理性愈发受到医学界的重视。为了满足广大医务工作者及医药学专业学生对药物治疗知识的迫切需求，我们精心编写了这本《医院药学基础与临床应用》。本书旨在系统地介绍药学的基础知识与临床应用，内容涵盖了药学概论、药物代谢动力学、影响药物效应的因素，以及各类具体药物的应用，如β-内酰胺类药物、解热镇痛及非甾体抗炎药、麻醉用药、维生素及矿物质缺乏症用药、营养治疗药、激素及调节内分泌功能药、甲状腺激素及抗甲 状腺药、调节免疫功能药和抗肿瘤药等。我们力求通过全面 而深入的阐述，为读者提供一个完整、清晰的药学知识体系框架。 在编写过程中，我们始终坚持以药物治疗的实用性和科学性为宗旨。对于每一种药物，我们都详细介绍了其用药原则、用药目的、用药方法及治疗方案，旨在帮助读者在实际工作中做到安全、有效、合理、经济地用药。同时，我们也 注重理论与实践、临床与药学的相结合，通过大量实例和案例分析，使读者能够更好地理解和应用所学知识。本书不仅适用于各级医务工作者（如临床医师、药师等）作为参考和阅读资料，也适用于医药大、中、专院校学生作为学习教材或参考书。我们相信，通过本书的学习，读者将能够更深入地理解药学的奥秘，提升自己在药物治疗领域的专业素养和实践能力。

目　录

第一章　概　论 1

　第一节　药理学的性质和研究内容 1

　第二节　药理学的任务 1

　第三节　药理学的形成和发展 2

　第四节　药物治疗的基本过程 3

第二章　药物代谢动力学 7

　第一节　药物分子的跨膜转运 7

　第二节　药物的体内过程 9

　第三节　房室模型 20

第三章　影响药物效应的因素 22

　第一节　药物因素 22

　第二节　机体因素 23

第四章　β-内酰胺类 30

　第一节　青霉素类 30

　第二节　头孢菌素类 39

　第三节　碳青霉烯类 56

　第四节　其他β内酰胺类 60

　第五节　氨基糖苷类 66

　第六节　大环内酯类 69

　第七节　林可酰胺类 75

　第八节　糖肽类 77

　第九节　喹诺酮类 80

　第十节　尼立达唑类 92

　第十一节　抗结核药 95

　第十二节　抗麻风药 98

　第十三节　抗病毒药 100

　第十四节　其他抗微生物药 103

第五章　解热镇痛及非甾体抗炎药 108

第一节　解热镇痛药……108
第二节　抗痛风药……120
第六章 麻醉用药……122
第一节　全身麻醉药……122
第二节　局部麻醉药……126
第三节　镇痛药……128
第四节　麻醉辅助药……137
第七章　维生素及矿物质缺乏症用药……140
第八章　营养治疗药……152
第九章　激素及调节内分泌功能药……159
第一节　下丘脑垂体激素及其类似物……159
第二节　肾上腺皮质激素类药物……162
第三节　雄激素及同化激素类药……166
第四节　雌激素及孕激素类药……170
第五节　胰腺素及其他影响血糖的药……176
第六节　抗糖尿病神经病变药……187
第十章　甲状腺激素及抗甲状腺药……189
第一节　甲状腺激素类药……189
第二节　抗甲状腺药……190
第三节　甲状旁腺及钙代谢调节药……192
第四节　其他激素及调节内分泌功能类药……194
第十一章　调节免疫功能药……196
第十二章　抗肿瘤药……205
第一节　烷化剂抗肿瘤药……205
第二节　抗代谢类抗肿瘤药……206
第三节　抗生素类抗肿瘤药……210
第四节　天然来源抗肿瘤药……213
第五节　激素类抗肿瘤药……217
第六节　其他抗肿瘤药……218
第七节　抗肿瘤辅助药……224
参考文献……228

第一章 概论

第一节 药理学的性质和研究内容

药理学（pharmacology）由希腊文的 *pharmakon*（意为“药物”）和 logos （意为 “学”）两个词组成。药理学研究药物（drug）和机体（包括病原体）的相互作用及其规律。也就是说，它研究机体对药物的吸收、分布、代谢、排泄及其体内动态规律，称药物代谢动力学（pharmacokinetics, PK），简称药动学。同时也研究药物对机体的作用和产生作用的机制，称药物效应动力学（PD），简称药效学。因此，药物代谢 动力学和药物效应动力学成为药理学研究的两个基本内容。

药物是指能够影响生物机体的生理功能和生化过程，用于疾病的预防、诊断和治疗的物质。古代药物来源于天然物质，包括植物、动物和矿物质。现代药物则主要来自天然物质中的有效成分和人工合成的化学物质。近代出现的生物技术药物是采用DNA重组技术（recombinantDNAtechnology）、单克隆抗体技术或其他生物新技术研 制成的蛋白质、抗体或核酸类药物。

毒理学（toxicology）是研究化学物质（包括药物）对生物机体的不良作用，也属于药理学范畴。药物和毒物并无严格界限，任何药物都可能对机体产生不良作用，包括毒性作用，尤其是在剂量过大和用药时间过长时。只有在适当剂量时药物才能对机体产生有益作用。毒理学除了研究药物对机体的不良作用外，还研究其它毒性物质包括工业污染物、天然有机的和无机的毒物，以及作用于物种和生态系统的其他化合物。

第二节 药理学的任务

药理学的主要任务有三个方面。第一，阐明药物的代谢动力学和效应动力学，为临床正确、合理使用药物提供科学依据。第二，阐明生物机体的生物化学和生理学过程及其本质，也就是在研究药物对机体的作用的同时，也研究生命现象本身。受体的发现及其结构和功能的阐明就是通过药理学研究实现的。第三，开发新药，为其提供安全、有效的药理学证据。

新药的开发需要药理学研究。新药上市须经过临床前评价和临床评价两个阶段.临床前评价包括药学、药理学研究。药学研究涉及药物的制备工艺、理化性质、质量控制标准等：药理学研究则是以动物为对象研究药物的药效学、药动学和毒理学，旨在证明药物是否安全、有效。新药的临床评价分四期临床试验进行。I 期（Phasel）是初步的人体药理学及安全性评价，观察人对新药的耐受程度和药物代谢动力学，为制定给药方案提供依据。II 期为随机盲法对照试验，对新药的有效性及安全性作出初步评价，推荐临床给药剂量。III 期（PhaseIII）为扩大的多中心随机对照临床试验，进一步评价新药的有效性和安全性。IV 期（PhaseIV）是上市后监测，在广泛使用条件 下考察新药的疗效和不良反应，观察和发现罕见不良反应。

第三节　药理学的形成和发展

古人类在和疾病作斗争的长期实践中，认识了许多能治疗疾病的天然物质，并积累了大量的经验，在有文字以后，这些经验便被记录下来，形成了一些文明古国如古埃及、苏美尔、巴比伦、印度和中国最早的药物学著作，如公元前 1500 年出现的埃及亚伯斯古医籍（Eberspapyrus）和印度的草医学。我国在公元前就有用草药方剂治病 的记录，至汉代，大约在公元一世纪时正式编撰了 “神农本草经”（ShengNong's HerbalClassic）.其中载药 365 种，不少流传至今，如人参、甘草、当归、麻黄、大黄，随后历代均有修订、增补，愈臻完善。李时珍历 27 年，于明末 1578 年完成了“本草纲目”，分 52 卷，190 万字，收药 1892 种，插图 1160 幅，药方 11000 条。已被英、日、德、俄、法、拉丁 7 种文字翻译，广为流传，至今仍是有重要参考价值的药物学巨著。

现代药理学起源于欧洲。早在 16 世纪初，瑞士医生 Paracelsus（1493～1541）就提出疾病是体内化合物紊乱的假说，并认为药物的作用是由其中有效活性成分产生的，他推广应用酊剂提取物（鸦片酊）.被誉为“药理学祖父”的瑞士医生 JohannJakobWepfer（1620～1695）首次用动物实验研究药物的药理、毒理作用。18 世纪末生理学和化学的发展为现代药理学发展奠定了科学基础。1806 年德国药剂师 FredrickSertUrner（1783-1841）从罂粟中分离出吗啡。纯化合物的出现解决了药理学研究中的精确定量重复给药问题，从而产生科学药理学。被誉为实验医学之父的法 国生理学家 ClaudeBernard（1813～1878）于 1856 年证实箭毒的作用部位不在神经或肌肉本身，而是在神经－肌肉接头，成为关于药物作用机制的最早研究。爱沙尼亚 Dorpat 大学药理学教 RudolfBuchheim（1820～1879）于 1847 年自费在他自己家里的地下室建立第一个药理学实验室，写出第一本药理学教科书，使药理学正式成为一门独立学科。他还提出药物作用是细胞和药物相互作用的结果，成为"受体"理论的前驱。他的学生，德国首位药理学教 OswaldSchmiedeberg（1838～1921）先后提出 了一系列药理学概念，如药物的构效关系、药物受体、选择性毒性等，进一步丰富和发展了药理学理论。其学生 JohnJacobAbel（1857～1938）在美国 Michagan 大学创立 药理学，成为美国首位药理学教授。

随着现代科学技术和生命科学基础理论和研究技术的发展，近些年来，现代药理 学发展迅速，尤其是药理学研究药物对机体和机体的组成部分，如细胞、细胞膜、细胞器、酶、DNA 的作用，药理学可从许多不同层次研究药物的作用，从大分子如酶、离子通道、神经递质的受体、激素等到群体的作用，于是，药理学已由过去的单一学科发展成为与生命科学各个领域如生物物理学、生物化学、分子生物学、遗传学、临床医学等紧密联系、相互渗透的综合学科。同时，不断地向深度发展，向广度扩充，

衍生了许多分支学科。根据生理学系统，出现了心血管药理学、神经药理学、呼吸药理学、免疫药理学、生殖药理学、激素药理学等：根据所研究的解剖学层次，出现了 细胞药理学、分子药理学；根据相关学科和范围，出现了临床药理学、遗传药理学、生化药理学、数学药理学、中药药理学等；根据涉及的机体发育阶段，出现了围生期药理学、发育期药理学、老年药理学、妊娠药理学等。此外还有药物经济学、药物流行病学等。药理学几乎渗透到了生命科学的所有领域，运用现代科学技术的各种手段，从不同深度、不同广度阐明药物和机体的相互作用和作用规律，使药物更好地服务于人类健康。

第四节 药物治疗的基本过程

药物治疗是医师和药师利用药物对患者异常的病理生理状态进行治疗的过程。临床药物治疗的一般思路为：首先明确患者的问题（诊断），即对疾病有明确的诊断，随后根据诊断拟定治疗目标并选择适当的药物、剂型、剂量和疗程（治疗方案），然后开具处方指

导患者用药，开始药物治疗过程（开始治疗）。在药物治疗的过程中，应检查治疗结果，如果符合预期结果则继续执行原药物治疗方案，如果疗效不佳或没有疗效，则需要找到原因修订或制定新的治疗方案。

一、明确诊断

正确诊断是制定正确治疗方案的关键步骤。正确的诊断是在综合分析各种临床信息的基础上做出的，包括患者主诉、详细的病史、体格检查、实验室检查和其他特殊检查。正确的诊断意味着对疾病的病理改变与病理生理过程有较清晰的认识，在此基础上，才能使治疗措施准确地针对疾病发生发展的关键环节，促使病情向好的方向转归。

实际工作中，有时确立诊断的依据可能并不充分，而治疗又是必需的。此时仍需拟定一个初步诊断，才能进入下一步治疗。例如：一个中年妇女有对称性的关节僵硬、疼痛和炎症，早晨加重，无感染时，可考虑诊断为类风湿关节炎。在无其他禁忌证的情况下开始阿司匹林治疗，如果症状很快明显改善则有助于确定上述诊断。

需要指出的是，在诊断完全不明的情况下盲目地开始对症治疗，有时会造成严重后果。例如：对急腹症患者，在明确诊断前给以解痉镇痛药治疗，虽然能一时缓解疼痛、但有可能掩盖急腹症病情恶化的临床表现，导致弥漫性腹膜炎。

确定治疗目标

治疗目标是在对疾病和患者情况充分认识的基础上，确立的疾病治疗希望达到的最终结果。目标的确立是一个决策过程，不仅从治疗疾病本身出发，而且要从患者综合情况去考虑。

治疗目标应清楚明确，具有可检验性（实验室检查）或可观察性（临床表现）。治疗目标应该切合实际（即可以合理地完成），并且开始针对患者急需的问题进行有效的干预措施。治疗目标是多方面的，例如治疗一种疾病（如控制感染）；消除或减轻患者的症状（如控制疼痛）；抑制和减缓疾病的进程（如降低患者的胆固醇或血压以减少冠心病的发病危险）；预防一种有害的状态或疾病（如避孕、免疫、预防性应用抗生素、避免糖尿病或高血压的并发症）；提高生活质量。治疗方案越简单，选择药物就越容易，但是，治疗目标的确定往往需要与患者的远期生活质量以及病理生理状态相适应，这决定了药物治疗方案的复杂性，也决定了患者可能获得的最佳疗效。

治疗目标的确立实际也设立了一种对治疗结果的期望，建立了医患双方对最终治疗结果 的评估标准。值得注意的是，如果患者对治疗结果的期待与医药工作者确定的治疗目标不同，当这种期待在治疗过程中未能实现时，就可能导致患者对医药工作者的不信任，从而影响患者对治疗的依从性。

三、确定治疗方案

针对一个治疗目标往往有多个治疗方案，多种治疗药物，需要综合考虑疾病、患者的身体、经济等各方面情况和药物的药理学特征，按照安全、有效、经济的原则确定治疗药物、剂型、剂量和疗程。例如，对类风湿关节炎患者，有必要了解其过去是否对阿司匹林发生过不良反应，有无溃疡病史，家族中是否有其他遗传相关性疾病，药物费用是否是一个特别重要的考虑因素等。综合这些信息，可以从非甾体抗炎药中选择一个，最常用的阿司匹林，如果患者不能耐受阿司匹林，而且没有溃疡病史，则可以考虑布洛芬。

对于合并有多种疾病的患者，临床医生和药师必须同时考虑每个疾病的治疗目标以及综合治疗目标。最理想的是一个简单的方案可以达到多个治疗目标。在确定治疗方案时，必须确定治疗某一个问题的方案不会使其他问题恶化或产生新的问题。而且，针对每一个问题的方案可能有一个以上的治疗目标。给药方案的确定还要考虑药物在患者体内的药物代谢动力学过程。如果已知该患者与药物消除有关的主要器官有疾病，则需对给药方案进行适当调整。

四、开始治疗

开具一张书写正确、格式规范的处方，表而看来标志着临床医生一次接诊的结束，但对于药物治疗，这恰恰是开始。再好的药物治疗方案，如果患者不依从治疗或错误地用药，仍然不能获得预期的疗效。随着患者保健意识的增强和医药知识水平的提高，他们可能越来越不愿意被当作药物治疗的被动接受者。因此，临床药师应当向患者提供必要的信息，指导用药，使患者成为知情的治疗合作者。比如需要向患者解释：药物将会怎样影响其疾病过程或症状；为什么在症状缓解后不要立即停用抗菌药物；哪些不良反应是常见的和不影响继续用药的（如头晕，只要不开车）；哪些反应即使轻微却必须引起高度重视（如使用有潜在骨髓抑制作用的药物后出现咽痛）。对类风湿性关节炎患者需告知疗程会是长期的，出现哪些情况才会改变治疗（如发生消化道出血），并清楚地说明需要立即就诊的主要毒性反应。

五、评估和干预

在确定治疗目标的同时，实际上也设定了反映疗效的观测指标与毒性的观察终点，并在治疗过程中对这些指标和终点进行监测，以评估治疗效果，进行适度干预，决定继续、调整或终止方案。对一个具体患者，“首选”药物和“标准方案”并不一定产生最佳治疗效果。虽然基因型测定（genotyping）和治疗药物监测（TDM）等措施有助于个体化用药，但目前优化药物治疗的最实用方法仍然是治疗－监测－治疗的反复尝试。

对治疗的监测有两种方式：①向患者解释出现治疗效果的表现，告知患者如果无效或出现不良反应时应做什么，在这种情况下，是由患者自己监测；②主动监测，依据疾病类型、疗程、处方药量确定复诊时间，进行必要项目的检测，由医师自己评估治疗效果。通过 TDM 可以回答两个基本问题：治疗是否达到预期效果；不良反应是否影响药物治疗。

治疗有效：如果患者按用药方案完成了治疗，疾病已治愈，则治疗可以停止。如疾病未能治愈或转为慢性，治疗有效且无不良反应，或者不良反应不影响治疗，可以继续治疗。如在治疗过程中出现严重不良反应，应重新考虑所选择的治疗方案，检查对患者的指导是否正确.有无药物相互作用等因素。

治疗无效：如治疗无效（无论有无不良反应），应重新考虑诊断是否正确、治疗目标与处方是否恰当、剂量是否正确、疗程是否合适、给予患者的指导是否正确、患者是否正确服药（依从性）和对治疗的监测是否正确。若能找到治疗失败的原因，则可提出相应的解决办法如更换药物、调整给药方案、改善患者依从性等。若仍不能确定治疗无效的原因，应考虑停药，因为维持无效的治疗有害无益，而且浪费资源。

无论何种原因停止药物治疗，应切记不是所有的药物都能立刻停药。为防止出现停药反跳或撤药综合征，有些药物（如精神神经系统用药、糖皮质激素、B 受体拮抗药等）需要经过一个逐渐减量的过程才能停药。

第二章　药物代谢动力学

药物必须在其作用部位达到一定的浓度才能有特有的药理作用并产生相应的效应。药物在作用部位的浓度每时每刻都因药物的吸收、分布、代谢和排泄的影响而不断变化。药物代谢动力学研究药物吸收、分布、代谢、排泄过程，并运用数学原理和方法阐述药物在机体内的量变规律。

第一节　药物分子的跨膜转运

药物在体内被吸收、分布、代谢和排泄时都要通过各种细胞，有的是单层的，如小肠上皮细胞；有的是多层的，如皮肤。尽管各种细胞结构不尽相同，但对药物体内转运来说，其基本屏障是细胞膜，均具有相似的特点。

一、药物通过细胞膜的方式

药物分子通过细胞膜的方式有滤过（水溶性扩散）、简单扩散（脂溶性扩散）和载体转运（包括主动转运和易化扩散）。

（一）滤过（filtration）

药物分子借助于流体静压或渗透压随体液通过细胞膜的水性通道由细胞膜的一侧到达另一侧称为滤过，为被动转运（passivetransport）方式。体内大多数细胞，如结膜、肠道、泌尿道等上皮细胞膜的水性通道很小，直径仅约 4～8A（埃=10-10m），只允许分子量小于 100～150 的药物通过，如锂离子（Li+）、甲醇、尿素等，而且只能是水溶性物质，可以是极性的，也可以是非极性的。相反，大多数毛细血管上皮细胞间的孔隙较大，直径可达 40A 以上（60～120A），分子量大到 20，000~30，000 者也能通过，故绝大多数药物均可经毛细血管上皮细胞间的孔隙滤过。但是，脑内除了垂体、松果体、正中隆起、极后区、脉络丛外，大部分毛细血管壁无孔隙，药物不能以滤过方式通过这些毛细血管而进入脑组织内。

虽然大多数无机离子小，足以通过细胞膜的水性通道，但它们通过细胞膜的过程是由跨膜电位差（如 C1-）或主动转运机制（如 Na+、K+）而控制的。

（二）简单扩散（simplediffusion ）

绝大多数药物按此种方式通过生物膜。非极性药物分子以其所具有的脂溶性溶解 于细胞膜的脂质层，顺浓度差通过细胞膜称简单扩散，也是一种被动转运方式，故又称被动扩散（passivediffusion)。其通过速度与膜两侧药物浓度差和药物脂溶度成正比。药物脂溶度以辛醇/水或橄榄油/水分配系数定量。但是，因为药物必须先溶于体液才能抵达细胞膜，水溶性太低同样不利于通过细胞膜，故药物在具备脂溶性的同时，仍需具有一定的水溶性才能迅速通过细胞膜。

绝大多数药物均为弱酸性或弱碱性电解质，在体液内均不同程度地解离。分子状态(非解离型）药物疏水而亲脂，易通过细胞膜；离子状态药物极性高，不易通过细胞膜的脂质层，这种现象称为离子障（iontrapping)。

依据 Haderson-Hasselbalch 公式，弱酸性药物在体液中的解离反应式为:

大多数碱性药物为含氮化合物，由一个氮原子和 1、2、3 或 4 个碳原子形成的键分别称为伯胺、仲胺、叔胺、季铵，如乙胺嘧啶只有一个氮键连着碳原子，为伯胺。季铉总是带电荷，碱性强，不能通过脂质膜。弱电解质的解离程度在 pH 变化较大的体 内对药物转运的影响更为重要。胃液 pH 变化范围为 1.5~7，尿液为 5.5-8。如此大的 pH 变化范围对那些脂溶性适中的药物可能产生显著的临床意义。如苯巴比妥的清除 在碱性尿内比在酸性尿内快 7 倍。抗高血压药美加明为弱碱性，在酸性尿内的清除速度几乎是碱性尿的 80 倍。

（三）载体转运（carrier-mediatedtransport）

许多细胞膜上具有特殊的跨膜蛋白（trans-membraneprotein)，控制体内的一些重要的内源性生理物质（如糖、氨基酸、神经递质、金属离子）和药物进出细胞。跨膜蛋白在细胞膜的一侧与药物或生理性物质结合后，发生构型改变，在细胞膜的另一 侧将结合的内源性物质或药物释出。这种转运方式称为载体转运。

载体转运的特点是对转运物质有选择性（specificity)：因药物必须与数量有限的载体结合才能通过细胞膜，故具有饱和性（saturation)；结构相似的药物或内源性物质可竞争同一载体而具有竞争性（competition)，并可发生竞争性抑(competitiveinhibition)。

载体转运主要发生在肾小管、胆道、血脑屏障和胃肠道的药物转运。P-糖（P-glycoprotein）是一重要的主动转运载体，广泛存在于肾小管刷毛边层膜、胆小管、胃肠道和脑微血管，在许多药物的吸收、分布和消除中发挥重要作用。

载体转运主要有主动转运和易化扩散两种方式。

主动转运（activetransport）

主动转运需要耗能，能量可直接来源于ATP的水解，或是间接来源于其他离子如 Na+的电化学梯度。主动转运可逆电化学差转运药物。这种转运对体内代谢物质和神经递质的转运，以及通过干扰这些物质而产生药理作用的药物有重要意义。

有的药物通过神经元细胞、脉络丛、肾小管细胞和肝细胞时是以主动转运方式进行的。

易化扩散（facilitateddiffusion）

这种载体转运方式与主动转运不同的是不需要能量，因此，不能逆电化学差转运，所以实际上是一种被动转运。雾化扩散可加快药物的转运速率。维生素B12经胃肠道吸 收、葡萄糖进入红细胞内、氨甲蝶呤（methotrexate）进入白细胞等均以易化扩散方 式转运。

二、影响药物通透细胞膜的因素

药物通过细胞膜的速度与可利用的膜面积大小有关。膜表面大的器官，如肺、小 肠，药物通过其细胞膜脂层的速度远比膜表面小的器官（如胃）快。

药物以简单扩散方式通过细胞膜时，除了药物的解离度和体液的pH影响外，药物分子跨膜转运的速度还符合Fick氏定律：

通透量　（单位时间分子数）=（C1-C2）×面积×通透系数厚度

上式表明药物通过细胞膜的速率与膜两侧的药物浓度差（C1-C2）、膜面积、药物 分子的通透系数（药物分子的脂溶度）和细胞膜的厚度等因素有关。

此外，血流量的改变也可影响细胞膜两侧药物浓度差，药物被血流带走的速度决 定了膜一侧的药物浓度，血流量丰富、流速快时，不含药物的血液能迅速取代含有较高浓度的药物浓度的血液，从而得以维持很大的浓度差，使药物跨膜速率增高。扩血 管药物吸收快，缩血管药物吸收慢，便是因为它们改变了用药部位的血液流量。

第二节　药物的体内过程

一、吸收

药物自用药部位进入血液循环的过程称为吸收。药物只有经吸收后才能发挥全身作用.有些用药只要求产生局部作用，则不必吸收，如皮肤、黏膜的局部用药。某些只需在肠腔内发挥作用的用药，如抗酸药和轻泻药，虽然是口服给药，也无需吸收. 但即使是这些情况，药物仍可能被吸收而产生吸收作用。不同给药途径有不同的药物吸收过程和特点。

（一）口服

口服是最常用的给药途径，因为给药方便，且大多数药物能充分吸收. 胃肠道的广泛吸收面、内容物的拌和作用以及小肠内适中的酸碱性（pH5~8）对药物解离影响小等因素均有利于药物的吸收.

大多数药物在胃肠道内是以简单扩散方式被吸收的. 很多因素可影响胃肠道对药物的吸收，如服药时饮水量、是否空腹、胃肠蠕动度、胃肠道的 pH 值、药物颗粒大小、

与胃肠道内容物的理化性相互作用（如钙与四环素类抗生素形成不可溶的复合物引起吸收障碍）等. 此外，胃肠道分泌的酸和酶以及肠道内菌群的生化作用均可能在药物未被吸收时即使之破坏，如一些青霉素类抗生素因被胃酸迅速灭活而口服无效，多肽类激素如胰岛素在肠内被水解而必须采用非胃肠道途径给药。

首过消除（firstpasselimination）从胃肠道吸收入门静脉系统的药物在到达全身血循环前必先通过肝脏，如果肝脏对其代谢能力很强，或由胆汁排泄的量大，则使进入全身血循环内的有效药物量明显减少，这种作用称为首过消除。有的药物在被吸 收进入薄壁细胞内而被代谢一部分也属首过消除。首过消除也称首关代谢 （firstpassmetabolism）或首过效应（firstpasseffect）。

首过消除高时，生物利用度则低（见本章第六节），机体可利用的有效药物量少。要达到治疗浓度，必须加大用药剂量。但因剂量加大，代谢产物也会明显增多，可能出现代谢产物的毒性反应. 因此，在应用首次消除高的药物而决定采用大剂量口服时，应先了解其代谢产物的毒性作用和消除过程。

舌下给药可在很大程度上避免首过消除，直肠给药也可在一定程度上避免。直肠中、下段的毛细血管血液流入下痔静脉和中痔静脉，然后进入下腔静脉，其间不经过肝脏。若以栓剂塞入上段直肠，则吸收后经上痔静脉进入门静脉系统，而且上痔静脉和中痔静脉间有广泛的侧支循环，因此，直肠给药的剂量仅约 50%可以绕过肝脏。

胃肠道外途径给药时，在到达作用部位或靶器官前，可在肺内排泄或代谢一部分药物，

这也是一种首过消除，肺也因而成为 首过消除器官。

吸入除了气态麻醉药和其他一些治疗性气体经吸入给药外，容易气化的药物，也可采用吸入途径给药，如沙丁胺醇（salbutamol）。有的药物难溶于一般溶剂，水溶液又不稳定，如色甘酸钠（cromolynsodium），可制成直径约 5μm 的极微细粉末以特制的吸入剂气雾吸入.由于肺泡表面积很大，肺血流量丰富，因此，只要具有一定溶解度的气态药物即能经肺迅速吸收。气道本身是抗哮喘药的靶器官，以气雾剂解除支气管痉挛是一种局部用药。

局部用药

局部用药的目的是在皮肤、眼、鼻、咽喉和阴道等部位产生局部作用。有时也在 直肠给药以产生局部抗炎作用，但大部分直肠给药是为了产生吸收作用。为了使某些 药物血浆浓度维持较长时间，也可采用经皮肤途径给药，如硝酸甘油软膏，但这是一 种全身给药方式.舌下给药可避免口服后被肝脏迅速代谢。如硝酸甘油（nitroglycerin），在口服 被胃肠道吸收后通过肝脏时被代谢失活达 90%，只有少数药物能到达全身循环。若舌下给药，由血流丰富的颊黏膜吸收，可直接进入全身循环，故应用比口服小得多的剂量即可有效.

注射给药

静脉注射避开了吸收屏障而直接入血，故作用发挥快。但因以很高的浓度、极快 的速度到达靶器官，故也最危险。药物水溶液肌肉注射时，因既以简单扩散方式通过毛细血管上皮细胞膜的脂质层，又以滤过方式经其很大的上皮细胞间隙进入血内，故吸收快.将药物溶于鞘内注射可减慢药物吸收而起存储作用，有的一次注射后数星期内仍能维持较高的血药浓度。皮下注射吸收较慢，有刺激性的药物可引起剧痛，透明质酸酶可促进药物通过组织进行扩散，如果注射液不含透明质酸酶（hyaluronidase），皮下注射量不可过大.动脉内和鞘内注射均为特殊给药途径，用以在特定的靶器官产生较高的药物浓度.

二、分布

药物一旦被吸收进入血循环内，便可能分布到机体的各个部位和组织。药物吸收后从血循环到达机体各个部位和组织的过程称为分布（distribution）.药物在体内的分布受很多因素影响，包括药物的脂溶度、毛细血管通透性、器官和组织的血流量、与血浆蛋白和组织蛋白结合能力、药物的 pKa 和局部的 pH 值、药物转运载体的数量和功能状态、特殊组织膜的屏障作用等。

血浆蛋白的结合率

大多数药物在血浆中均可与血浆蛋白不同程度地结合而形成结合型药物，它与未结合的游离型药物（freedrug）同时存在于血液中，并以一定百分数的结合率而达到平衡。弱酸性药物主要与白蛋白结合，弱碱性药物除了可与白蛋白结合外，还常与脂蛋白及 α_1-酸性糖蛋白（auacidglycoprotein，a-AGP）结合。

结合型药物 DP 不能跨膜转运，因此，成为药物在血液中的一种暂时贮存形式，但因为结合是可逆性的，当血浆中游离型药物的浓度随着分布、消除而降低时，结合型药物可释出游离药物。因此，药物与血浆蛋白的结合影响药物在体内的分布和转运速度以及作用强度和消除速率。

药物与血浆蛋白结合的特异性低，因此，同时应用两个结合于同一结合点上的与血浆蛋白结合率都很高的药物，就可发生竞争性置换的相互作用。如抗凝血药华法林

(warfarin) 99%与血浆蛋白结合，当与保泰松（phenylbutazone）合用时，结合型的华法林被置换出来，使血浆内游离药物浓度明显增加，抗凝作用增强，可造成严重的出血，甚至危及生命。药物与内源性化合物也可在血浆蛋白结合部位发生竞争性置换作用，如磺胺异噁唑（sulfafurazole）可将胆红素从血浆蛋白结合部位上置换出来，因此，新生儿使用该药可发生新生儿致死性核黄疸症（nuclear jaundice）。但是，药物在血浆蛋白结合部位上的相互作用并非都有临床意义。一般认为，只有血浆蛋白结合率高、分布容积小、消除慢以及治疗指数低的药物在临床上这种相互作用才有意义器官血流量人体各组织器官的血流量是不均一的。药物由血液向器官组织的分布速度主要决定于该组织器官的血流量和膜的通透性，如肝、肾、脑、肺等血流丰富的器官药物分布较快尤其是在分布的早期，随后还可再分布（redistribution），例如静脉注射麻醉药硫喷妥钠（thiopentalsodium），首先分布到血流量大的脑组织发挥作用，随后由于其脂溶性高又向血流量少的脂肪组织转移，以致病人迅速苏醒，这种现象称为药物在体内的再分布。

组织细胞结合

药物与组织细胞结合是由于药物与某些组织细胞成分具有特殊的亲和力，使这些组织中的药物浓度高于血浆游离药物浓度，使药物的分布具有一定的选择性，如碘主要集中在甲状腺；钙沉积于骨骼；氯喹（chloroquine）在肝内分布浓度高；庆大霉素（gentamicin）与角质蛋白亲和力强，故易分布到皮肤、毛发、指甲中等。药物与某些组织亲和力强而结合成为药物的作用部位具有选择性的重要原因。多数情况下，药物和组织的结合是药物在体内的一种贮存方式，如硫喷妥钠再分布到脂肪组织。因此，脂肪组织是脂溶性药物的巨大储存库。

有的药物与组织可发生不可逆结合而引起毒性反应，如四环素与钙形成络合物储于骨骼及牙齿中，导致小儿生长抑制与牙齿变黄或畸形。

体液的 pH 和药物的解高度

在生理情况下细胞内液 pH 为 7.0，细胞外液为 7.4。由于弱酸性药物在较碱性的细胞外液中解离增多，因而细胞外液浓度高于细胞内液，升高血液 pH 值可使弱酸性药物由细胞内向细胞外转运，降低血液 pH 则使弱酸性药物向细胞内转移，弱碱性药物则相反。口服碳酸氢钠碱化血液可促进巴比妥类弱酸性药物由脑细胞向血浆转运；同时碱化尿液，可减少巴比妥类弱酸性药物在肾小管的重吸收，促进药物从尿中排出，这是临床上抢救巴比妥类药物中毒的措施之一。

体内屏障

血脑屏障（blood-brainbarrier）

脑组织内的毛细血管内皮细胞紧密相连，内皮细胞之间无间隙，且毛细血管外表面几乎均为星形胶质细胞包围，这种特殊结构形成了血浆与脑脊液之间的屏障。此屏许多大分子、水溶性或解离型药物通过，只有脂溶性高的药物才能以简单扩 散的方式通过血脑屏障.血脑屏障的通透性也并非一成不变，如炎症可改变其通透性，在脑膜炎患者，血脑屏障对青霉素的通透性增高，使青霉素在脑脊液中达到有效治疗浓度，而青霉素在健康人即使注射大剂量也难以进入脑脊液。

胎盘屏障（placentalbarrier）

胎盘绒毛与子宫血窦之间的屏障称为胎盘屏障。事实上胎盘对药物的转运并无屏障作用，因为胎盘对药物的通透性与一般的毛细血管无明显差别，几乎所有的药物都能穿透胎盘进入胎儿体内。药物进入胎盘后，即在胎儿体内循环，并很快在胎盘和胎儿之间达到平衡，此时，胎儿血液和组织内的药物浓度通常和母亲的血浆药物浓度相似。因此，孕妇应禁用可引起畸胎或对胎儿有毒性的药物，对其他药物也应十分审慎。

血眼屏障（blood-eyebarrier）

吸收入血的药物在房水、晶状体和玻璃体等组织的浓度远低于血液，此现象是由 血眼屏障所致。故作用于眼的药物多以局部应用为好。与血脑屏障相似，脂溶性或小分子药物比水溶性或大分子药物容易通过血眼屏障。

三、代谢

药物代谢的作用

药物作为一种异物进入体内后，机体要动员各种机制使药物从体内消除，代谢是药物在体内消除的重要途径。

药物经代谢后作用一般均降低或完全消失。但也有经代谢后药理作用或毒性（包括致突变、致癌、致畸在内）反而增高者。如对乙酰氨基酚。

代谢产物对肝脏有毒性作用，它在治疗剂量时（1.2g/d）有95%的药物经葡萄 糖醛酸化和硫酸化而生成相应结合物，然后由尿排泄，另5%则在细胞色素P450氧化酶系催化下和谷胱甘肽（glutathion）发生反应，生成筑基尿酸盐而被排泄，因此对乙酰氨基酚在治疗暂时是很安全的。但如超过治疗量，葡糖醛酸化和硫酸化途径被饱和，则细胞色素P450催化反应途径逐渐重要，初期因谷胱甘肽量充分，仍然很少生 成肝脏毒性代谢产物，但随着时间延长，肝脏谷胱甘肽消耗量超过再生量，毒性代谢产物便可蓄积，与细胞内大分子（蛋白质）上的嗜核基团发生反应，引起肝细胞坏死。

（二）药物代谢部位

体内各种组织均有不同程度的代谢药物的能力，但肝脏是最主要的药物代谢器官，此外，胃肠道、肺、皮肤、肾也可产生有意义的药物代谢作用。

体内药物代谢有一部分可以不经酶促而自动发生，但绝大多数药物是通过特异性细胞酶催化的，在亚细胞水平，这些酶可能位于内质网、线粒体、胞质液、溶酶体、核膜和质膜上。

（三）药物代谢步骤

大多数药物代谢发生在吸收进入血液后肾脏排泄之前，也有少数药物代谢发生在肠腔和薄壁细胞内。药物代谢通常涉及I相（phaseI）和II相（phaseII）反应。

I相反应通过引入或脱去功能基团（-OH，-NH2，-SH）使原形药生成极性增高的代谢产物。这些代谢产物多为无活性的，不再产生药理作用，但也有一些仍然具有活性。氧化、还原、水解均为I相反应。

若I相反应产物具有足够的极性，则易被肾脏排泄。但许多I相代谢物并不被迅速排泄，而是进入II相反应。在II相反应过程中，内源性物质葡糖醛酸、硫酸、醋 酸、甘氨酸等与I相反应产物形成的新功能基团结合，生成具有高度极性结合物而后经尿排泄。大量药物的代谢是经I、II两相反应先后连续进行。但也有例外，如异烟 肼（isoniazid）代谢时，是先由其结构中的酰部分经II相反应（乙酰化）生成氮位乙酰基结合物（N-乙酰异烟肼）后再进行I相反应（水解），生成肝脏毒性代谢产物乙酰腓和乙酸。

一般来说，经II相反应所生成的结合物为极性分子，易经肾脏排泄，且多无活性。结合反应需高能量中间物质和特异性转移酶参加，转移酶位于微粒体或胞质液内，它们催化活化的内源性物质（如葡糖醛酸的尿核苷-5-焦磷酸衍生物）和药物发生偶合，也可催化活化的药物（如苯甲酸的辅酶A衍生物）与内源性物质偶合。因为内源性物质来源于食物，故营养在药物结合反应中起重要调节作用。

经II相结合反应产物不都是无活性的，前述异烟肼经氮位乙酰化反应后生成肝毒性代谢产物便是一例。

（四）细胞色素P450单氧化酶系

细胞色素P450（cytochromeP450，即CYP450）为一类亚铁血红素-硫醇盐蛋白（heme-thiolateproteins）的超家族，它参与内源性物质和包括药物、环境化合物在内的外源性物质的代谢。

CYP450参与药物代谢的总反应式可用下式表达：

DH+NADPH+H++O2→DOH+H2O+NADP+

DH 为未经代谢的原形药物，DOH 为代谢产物

含铁离子（Fe″）的 P450 与药物分子结合，接受从 NADPH-P450 还原酶传递来的一个电子，使铁转变为二价铁离子（$Fe2^{+}$）；随之与一分子氧、一个质子、第二个电子（来自 NADPH-P450 还原酶或者细胞色素 b5）结合，形成 Fe2+OOH·DH 复合物，它与另一个质子结合，产生水和铁氧复合物（FeO）3+•DHo （FeO）3+与氢原子（来自 DH）分离，形成一对短暂的自由基，氧化型药物从复合物中释放，P450 酶再生。

CYP450 在哺乳动物主要存在于微粒体和线粒体中。已发现几乎 1000 种 CYP450 广泛分布于各种生物机体内，在人类有功能意义的就有约 50 种，根据氨基酸序列的同一性分为 17 个家族和许多亚家族。氨基酸序列有 40%以上相同者划为同一家族，以阿拉伯数字表示；同一家族内相同达 55%以上者为一亚家族，在代表家族的阿拉伯数字之后标以英文字母表示；而同一亚家族的单个同工酶则再以阿拉伯数字表示。如 CYP2D6 中的 CYP 是细胞色素 P450 的缩写，2 是家族，D 是亚家族，6 是单个酶.CYP1, CYP2 和 CYP3 家族中各有 8～10 个同工酶，几乎介导人体内绝大多数药物的代谢，尤其是 CYP3A 代谢 50%以上的药物（表 2-1）.其他家族在类固醇激素、脂肪酸、维生素和 其它内源性物质的合成和降解中起重要作用.

在写法上，CYP 表示酶蛋白或 mRNA,CYP 则表示编码酶蛋白的基因。如 CYP1A2 是编码 CYP1A2 的基因，而 CYP1A2 是 CYP1A2 的产物 mRNA 或蛋白。

（四）药物代谢酶的诱导与抑制

参与 I 相反应的 CYP450 氧化酶和 II 相反应的结合酶的活性可因某些药物如利福平（rifampicin）、乙醇（ethanol）、卡马西平（carbamazepine）等的反复应用而被诱导，导致酶活性增高。许多化学致癌物如苯芘花（benzpyrene）、3-甲基胆蒽（3-methylcholanthrene）等也有这种作用。这一作用是通过加速 CYP450 的合成或减 慢其降解而产生的。酶诱导可引起合用的底物药物代谢速率加快，因而药理作用和毒性反应增强或减弱。如大剂量对乙酰氨基酚引起的肝脏毒性反应主要来自经 CYP450 代谢的毒性代谢产物 N－乙酰对位苯亚胺，药物代谢酶的诱导将导致其毒性反应增强。具有遗传多态

性特征的药物代谢酶的被诱导程度受其表型和基因型多态性的制约，野生型纯合子的可诱导性显著高于野生型杂合子，更高于突变型纯合子。

有些药物本身就是它们所诱导的药物代谢酶的底物，因此在反复应用后，药物代谢酶的活性增高，其自身代谢也加快，这一作用称自身诱导。可发生自身诱导的药物有苯巴比妥（phenobarbital）、格鲁米特（glutethimide）、甲丙氨酯、苯妥英（phenytoin）、保泰松（phenylbetazone）等。自身诱导作用使其用量越来越大而成为这些药物产生耐受性的一个原因.

有些药物可抑制肝微粒体酶的活性，导致同时应用的一些药物代谢减慢。这类抑制物和药物代谢酶结合，竞争性抑制其他底物的代谢。如别嘌醇、氯霉素、异烟肼可抑制甲磺丁源（tolbutamide）、华法林、丙横舒（probenecid）、安替匹林（antipyrine）的代谢，双香豆素（dicoumarol）抑制苯妥英的代谢，西咪替丁（cimetidine）抑制华法林、氯氮草卓（chlordiazepoxide）、地西泮（diazepam）的代谢，保泰松抑制甲苯磺丁脲、苯妥英的代谢。口服避孕药、去甲替林均可抑制安替匹林的代谢。

四、排泄

药物及其代谢产物主要经尿排泄，其次经粪排泄。挥发性药物主要经肺随呼出气体排泄。药物的汗液和乳汁排泄也是药物的排泄途径。

（一）肾脏排泄

肾脏是最重要的药物排泄器官，不少药物的大部分，甚至全部经肾脏排泄而从体内消除，如乙酰唑胺（acetazolamide）、呋塞米（furosemide）、喷托铵。肾脏对药物的排泄方式为肾小球滤过和肾小管分泌，肾小管重吸收是对已经进入尿内药物的回收再利用过程。

1. 肾小球滤过

肾小球毛细血管膜孔较大，除与血浆蛋白结合的结合型药物外，未结合的游离型药物及其代谢产物均可经肾小球滤过。滤过速度取决于药物分子量和血浆内药物浓度。血浆蛋白结合可延缓滤过速度。肾小球滤过率和药物滤过速度有密切关系。

2. 肾小管分泌

近曲小管细胞能以主动方式将药物自血浆分泌入肾小管内。除了特异性转运机制分泌葡萄糖、氨基酸外，肾小管细胞具有两种非特异性转运机制分别分泌阴离子（酸性药物离子和阳离子碱性药物离子）。

经同一机制分泌的药物可竞争转运载体而发生竞争性抑制，通常分泌速度较慢的 药物能更有效地抑制分泌速度较快的药物.丙磺舒（probenecid）为弱酸性药，通过酸性药物转运机制经肾小管分泌，因而可竞争性地抑制经同一机制排泄的其他酸性药，如青霉素，两药合用后青霉素血药浓度增高，疗效增强，可用于少数重症感染.丙磺舒也可通过同样机制使对氨水杨酸及头毒性反应增强。噻嗪类利尿药、水杨酸盐、保泰松等与尿酸竞争肾小管分泌机制而引起高尿酸血症，促使痛风发病。黄嘌呤氧化酶催化次黄嘌呤和黄嘌呤生成尿酸，黄嘌呤氧化酶抑制剂别嘌醇及其代谢产物别黄嘌呤抑制黄嘌呤氧化酶，减少尿酸生成而治疗痛风。别黄嘌呤可与尿酸竞争肾小管分泌机制，因此在治疗早期，尿酸生成尚未减少时，因尿酸的排泄被抑制反可诱发痛 风。

许多药物和近曲小管上的主动转运载体的亲和力显著高于和血浆蛋白的亲和力，因此，和肾小球滤过不同，肾小管分泌药物的速度不受血浆蛋白结合的影响，如对氨马尿酸（aminohippuricacid）的血浆蛋白结合率约 90%，但 90%的药物在一次通过肾脏时即被分泌入肾小管内。

3.肾小管重吸收

肾脏主要在远曲小管以被动扩散的方式对肾小管内药物进行重吸收。药物在肾小球滤过液内的浓度与血浆浓度相同，抵达远曲小管时即被浓缩，因而在肾小管腔尿和血浆间形成较大的浓度差。近曲小管向尿内主动分泌形成较大的浓度差。近曲小管主动分泌入尿内的药物抵达远曲小管时，在近曲小管内已形成的浓度差此时更加增高。这种浓度差决定了药物被动扩散的方向（由肾小管内向肾小管上皮细胞和血管内扩散）。由于肾小管上皮细胞具有脂质膜的特性，故和药物通过其他部位细胞膜一样，只有未解离的分子型药物的浓度差对重吸收过程起作用，于是，当尿液酸性增高时，碱性药物解离程度随之增高，重吸收减少，酸性药物则相反。而尿液碱性增高时，酸性药物解离程度随之增高，重吸收减少，碱性药物相反。其影响程度除血、尿内的 pH 外，尚与药物本身的 pKa 有关。

一般来说，pKa 为 3-8 的酸性药和 pKa 为 6～11 的碱性药的排泄速度易因尿 pH 改变而受到明显影响。尿排泄速度和尿 pH 关系密切的酸性药物有苯巴比妥、阿司匹林，萘啶酸（nalidixicacid）、呋喃妥因（nitrofurantoin）等，它们在应用碳酸氢钠、通过抑制碳酸酐酶而发挥作用的利尿药和进食蔬菜后排泄加快。碱性药物有苯丙胺（amphetamine）、交感胺、抗组胺药、吗啡类镇痛药和三环类抗抑郁药等，它们在应用氯化铵（ammoniumchloride）、汞利尿剂或高蛋白饮食后，因尿液酸化而排泄加快。

肾功能受损时，以肾脏排泄作为主要消除途径的药物消除速度减慢，因此，给药量应相应减少，以避免蓄积作用。不以肾脏排泄作为主要消除途径的药物则无需减量。

（一）消化道排泄

药物可通过胃肠道壁脂质膜自血浆内以被动扩散方式排入胃肠腔内，位于肠上皮细胞膜上的 P-糖蛋白也可直接将药物及其代谢产物直接从血液内分泌排入肠道。

当碱性药物在血内形成很高浓度时，消化道排泄途径十分重要。如大量应用吗啡后，血内部分药物经扩散进入胃内酸性环境后，几乎完全解离（pKa7.9，pHl.5～2.5），重吸收极少，洗胃可清除胃内药物。如果不以洗胃将其清除，则进入较碱性的肠道后会再被吸收。

被分泌到胆汁内的药物及其代谢产物经由胆道及胆总管进入肠腔，然后随粪便排泄出去，经胆汁排入肠腔的药物部分可再经小肠上皮细胞吸收经肝脏进入血液循环，这种肝脏、胆汁、小肠间的循环称肠肝循环（enterohepaticcycle）。较大药量反复进行肠肝循环可延长药物的半衰期和作用维持时间。若中断其肝肠循环，半衰期合作用时间均可缩短。强心苷（cardiacglycoside）中毒后，口服考来烯胺（cholestyamine）可在肠内和强心苷形成络合物，中断其肠肝循环，加快从粪便中排泄，为急救措施之一。

（二）其他途径的排泄

药物也可经汗液、唾液和泪液排泄，但量很少，不甚重要。经这些途径的排泄主要是依靠脂溶性分子型药物通过腺上皮细胞进行被动扩散，与 PH 有关。药物也可以主动转运方式分泌入腺体导管内．排入腺体导管内的药物可重新吸收．经唾液进入口腔的药物吞咽后也可被再吸收，某些药物在唾液内的浓度和血浆内药物浓度平行，在采血困难时可采唾液测定药物浓度。

药物经乳汁排泄的特点与上述相同。因乳汁酸度较血浆高，故碱性药物在乳汁内的浓度较血浆内浓度略高，酸性药物则相反.非电解质类（如乙醇、尿素）易进入乳汁达到与血浆相同浓度。

药物也可经头发和皮肤排泄，但量很少，以高度敏感的方法测定这些组织内的有毒金属具有法医学意义。

第三节　房室模型

药物应用后，其吸收、分布、代谢、排泄等过程是同时进行的，故药物在体内的量随时间而不断变化。房室模型的提出是为了使复杂的生物系统简化，从而能定量地分析药物在体内的动态过程。

房室概念是将机体视为一个系统，系统内部按动力学特点分为若干房室，房室被视为一个假设空间，它的划分与解剖学部位或生理学功能无关，只要体内某些部位的转运速率相同，均视为同一室。因在多数情况下，药物可进、出房室，故称为开放性房室系统。通常有两种开放性模型，即开放性一室模型和开放性二室模型 。如果给药后，体内药物瞬时在各部位达到平衡，即血液浓度和全身各组织器官部位浓度迅即达到平衡，可看成一维模型。但多数情况下，药物在某些部位的药物浓度 可以和血液中的浓度迅速达到平衡，而在另一些部位中的转运有一延后的、但彼此近 似的速率过程，迅速和血液浓度达到平衡的部位被归并为中央室，随后达到平衡的部 位则归并为周边室，称二室模型。若转运到周边室的速率过程仍有较明显的快慢之分，就称为三室模型。

必须指出的是，机体并无实际存在的房室解剖学空间，而且房室模型也不是特定的药代动力学指标，加上很多因素如采血时间的设定、药物浓度分析方法等许多因素影响房室的判定，故实际上多已采用非房室模型法来进行药代动力学计算和分析。

反映二室模型动力学过程的数学公式为:

Ct=Ae-α t+Be-β t

式中 Ct 为 t 时的血浆药物浓度，α 为分布相的速率常数，称分布速率常数，β 为消 除相的速率常数，称消除速率常数，分别反映体内药物分布和消除的速度。B 为药一时曲线中β相段外延至纵坐标（浓度）的截距。将实验中的实际测得的血浆药物浓度值减去β相段上各相应时间点的数值，再将其差值在同一药一时图上作图得一直线，将此直线外延至纵坐标的截距即为A。$C_t=Ae^{-\alpha t}+Be^{-\beta t}$ 式中的B和β，A和α均用二乘法(即回归方程)计算得到。

第三章　影响药物效应的因素

药物在机体内产生的药理作用和效应是药物和机体相互作用的结果，受药物和机体的多种因素影响。药物因素主要有药物剂型、剂量和给药途径、合并用药与药物相互作用。机体因素主要有年龄、性别、种族、遗传变异、心理、生理和病理因素。这些因素往往会引起不同个体或是对药物的吸收、分布和消除发生变异，导致药物在作用部位的浓度不同，表现为药物代谢动力学差异；或是虽然药物浓度相同，但反应性不同，表现为药物效应动力学差异。这两方面的变异，均能引起药物反应个体差异

(interindividualvariation)。药物反应的个体差异，在绝大多数情况下只是“量”的不同，即药物产生的作用大小或是作用时间长短不同，但药物作用性质没有改变，仍是同一种反应。但有时药物作用出现“质”的差异，产生了不同性质的反应。在临床用药时，应熟悉各种因素对药物作用的影响，根据个体的情况，选择合适的药物和剂量，做到用药个体化。

第一节　药物因素

一、药物制剂和给药途径

药物可制成多种剂型，采用不同的途径给药，如供口服给药的有片剂、胶囊、口服液；供注射用的有水剂、乳剂、油剂；还有控制释放速度的控释剂。同一药物由于剂型不同、采用的给药途径不同，所引起的药物效应也会不同。通常注射药物比口服吸收快、到达作用部位的时间短，因而起效快，作用显著。注射剂中的水 溶性制剂比油溶剂和混悬剂吸收快、起效快。口服制剂中的溶液剂比片剂、胶囊容易吸收。控释制剂是一种可以控制药物缓慢而恒速或非恒速释放的制剂，其作用更为持久和温和。药物的制备工艺和原辅料的不同，也可能显著影响药物的吸收和生物利用度，如不同药厂生产的相同剂量的地高辛片，口服后的血浆药物浓度可相差 7 倍，20mg 的微晶螺内酯（spironolactone）胶囊的疗效可相当于 100 mg普通晶型螺内酯。

有的药物采用不同给药途径时，还会产生不同的作用和用途，如硫酸镁内服可以导泻和利胆，注射则引起止痉、镇静和颅内压降低.

二、药物相互作用（druginteraction）

两种或两种以上药物同时或先后序贯应用时，药物之间的相互影响和干扰，可改变药物的体内过程（吸收、分布、代谢和排泄）及机体对药物的反应性，从而使药物的药理效应或毒性发生变化。

药物相互作用主要表现在两个方面，一是不影响药物在体液中的浓度，但改变药 理作用，表现为药物效应动力学的相互作用。如β－肾上腺素受体阻断药通过竞争同一受体拮抗β－肾上腺素受体激动药的作用。氟烷（halothane）使β受体敏感性增强，故手术时用氟烷静脉麻醉容易引起心律失常。单胺氧化酶抑制药则通过抑制去甲肾上腺素失活，提高肾上腺素能神经末梢去甲肾上腺素的贮存量，因而增强那些通过促进去甲肾上腺素释放而发挥作用的药物的效应，如麻黄素或酪胺（tyramine）.二是通过影响药物的吸收、分布、代谢和排泄，改变药物在作用部位的浓度而影响药物作用， 表现为药物代谢动力学的相互作用.如抑制胃排空的药物如阿托品或阿片类麻醉药可延缓合并应用的药物的吸收。血浆蛋白结合率高的药物可被同时应用的另一血浆蛋白结合率高的药物所置换，导致被置换药物的分布加快、作用部位药物浓度增高，毒性反应或临床效应增强。能抑制肾小管分泌的药物如丙磺舒，可抑制青霉素分泌而延长其效应，也抑制其他药物如抗病毒药齐多夫定（zidovudine,AZT）等的分泌。

药物相互作用对于那些药效曲线陡直或治疗指数低的药物，如抗凝药、抗心律失常药、抗癫痫药、锂和抗肿瘤药、免疫抑制药时，可能具有重要的临床意义。

第二节 机体因素

1、年龄（age）

年龄对药物作用的影响主要表现在：①新生儿和老年人体内药物代谢和肾脏排泄功能不全，大部分药物在新生儿和老年人中都会有更强烈、更持久的作用；②药物效应靶点的敏感性发生改变；③老年人的特殊生理因素（如心血管反射减弱）和病理因素（如体温过低)；④机体组成发生变化。在老年人中，脂肪在机体中所占比例增大，导致药物分布容积发生相应的改变.⑤老年人常需服用更名的药物，发生药物相互作用的可能性相应增加.

新生儿体内的药物结合代谢能力的相对缺乏会导致严重的后果.例如：胆红素与白蛋白结合的位点被药物置换后引起核黄疸.由氯霉素引起“灰婴”综合征是由于肝脏的结合代谢能力低下导致氯霉素在组织中蓄积而产生很高的药物浓度所致.

肝微粒体酶活性随着年龄的增长而缓慢降低，同时，由于脂肪在机体内的构成比例随着年龄增长而增加，脂溶性药物的分布容积会增加.导致一些药物的t1/2随着年龄的增长而延长，如抗焦虑药地西泮

经体表面积标准化后，新生儿肾小球滤过率和肾小管最大分泌率均仅为成人的20%，故主要经肾清除的药物在新生儿中的t1/2比成人长.足月产新生儿的肾功能在一周内达到成年人水平，早产儿的肾功能升高缓慢，因而，庆大霉素在早产新生儿体内t1/2长达18小时或更，足月产新生儿约为6小时，成人仅为1—4小时。

肾小球滤过能力大约从20岁开始缓慢减弱，到50岁和75岁时分别降低25% 和50%.肾小球滤过能力的衰退引起药物的肾脏清除速率降低。

老年人药物作用靶点的敏感性升高或降低引起反应性发生相应改变，如苯二氮草卓类(benzodiazepines)药物在老年人中更易引起精神错乱。降压药物在老年人中因心血管反射减弱常引起直立性低血压。

二、性别(gender)

女性体重一般轻于男性，在使用治疗指数低的药物时，为维持相同效应，女性可能需要较小剂量。女性较男性有较高比例的脂肪和较低比例的水也可影响药物的分布和作用。妊娠妇女除了维持妊娠的药物以外，其他药物的应用均应审慎，因为进入母体内的药物均能进入胎儿体内，凡能对母体产生即使是很轻微不良反应的药物都可能影响胚胎或胎儿的发育。在分娩过程中对母体使用的药物也可能对新生儿产生持久的作用，因为新生儿不仅自身对药物的代谢和排泄的功能不全，而且也因切断和母体的循环联系而不能利用母体内消除药物的机制。

三、遗传因素(geneticfactors)

遗传是药物代谢和效应的决定因素。遗传在药物代谢中的决定性作用是因发现同卵双生子和异卵双生子对药物代谢的显著差异而被证实的，异卵双生子中安替比林和香豆素（COUlnarin）t1/2 的变异程度比同卵双生子高 6～22 倍。

基因是决定药物代谢酶、药物转运蛋白和受体活性及功能表达的结构基础，是药物代谢与反应的决定因素，其突变可引起所编码的药物代谢酶、转运蛋白和受体蛋白的氨基酸序列和功能异常，成为产生药物效应个体差异和种族差异的主要原因。

（一）遗传多态性（genetiepolymorphism）

药物转运蛋白、药物代谢酶和受体的遗传多态性是导致药物反应个体和群体差异的重要原因.遗传多态性是一种孟德尔单基因性状，由同一正常人群中的同一基因位点上具有多种等位基因引起，并由此导致多种表型。表型是在环境影响下基因型所产生的机体的物理表现和可见性状。药物代谢酶的表型表现为催化代谢的活性大小，可通过测定其底物的代谢率确定.基因型是生物机体形成表型性状的遗传结构。表型是个体间药物代谢和反应差异的表现，而基因型则是反应差异的根本原因。

NAT、CYP2C9、CYP2C19，CYP2D6 等是具有遗传多态性的常见药物代谢酶。NAT 即 N-乙酰基转移酶（N-acetyltransferase）是参与 II 相乙酰化反应的代谢酶。人体内 NAT 具有 NAT1 和 NAT2 两种亚型.NAT2 在体内参与了 20 多种萜类化合物和具有致癌性 的芳香胺或杂环胺类化合物的生物激活或灭活代谢，与一些药物的疗效和毒副作用密切相关，同时也与某些癌症的遗传易感性相关.NAT 活性在人群中呈多态分布，人群被分为慢型乙酰化代谢者、快型乙酰化代谢者和中间型乙酰化代谢者。亚洲人中慢型乙酰化代谢者的发生率为 10%～30%，而白种人达 40%～70%。NAT 基因定位于人染色体 8p21.1～23.1。NAT2*4 为 NAT2 的野生型等位基因，其纯合子或杂合子构成了快型乙酰化代谢者，各种突变等位基因的组合则构成慢型乙酰化代谢者。异烟麟、肼屈嗪、柳氮横胺吡啶、氨苯砜和普鲁卡因胺等多种药物在体内经乙酰化代谢，NAT 遗传多态性可通过影响这些药物的血药浓度而影响其疗效和不良反应。

异喹胍氧化代谢酶 CYP2D6 介导 50 多种药物的氧化代谢，包括常用的抗心律失常药、抗糖尿病药和抗精神病药。CYP2D6 基因的核苷酸变异有的产生多拷贝 CYP2D6，导致酶活性增高，成为“超快代谢者（Ultra-rapidmetabolizer）”；有的导致 CYP2D6 酶活性降低或缺失，成为“慢代谢者（Poonnetabolizer,PM） ”。而不含核苷酸变异的则酶活性正常，为强代谢者（extensivemetabolizer, EM)。酶活性的改变影响底物的体内代谢和药物效应。不同种族中 PM 的发生率不同，白人中的 PM 发生率在 5%～10%，而其他种族多在 1%～2%。

CYP2C19 即 s-美芬妥因氧化酶。抗癫痫药美芬妥英（mephenytoin,MP）是由 S-和 R 一种对映体组成的混合体。S-MP 经 CYP2C19 氧化生成 4-羟美芬妥英（4 -OH-MP）. CYP2C19 酶活性在人群中呈二态分布（图 4-3)，存在 EM 和 PM 两种表型。白种人中 PM 的发生率为 3%～5%，黑人介于白种人与东方人之间，而东方人中 PM 的发生率高达 13%～23%, CYP2C19 遗传多态性是由多个 SNP 所引起，以 CYP2C19*2 和*3 两种突变等位基因发生频率最高，编码几乎 100%的东方人和 85%白人中的 PM。许多抗抑郁药、抗癫痫药、抗焦虑药和抗消化性溃疡药经 CYP2C19 代谢，它们在体内的代谢与 CYP2C19 基因型有关，如地西泮、奥美拉唑等在野生型纯合子中的代谢清除率比野生型杂合子高，而后者又比突变等位基因纯合子高。这种影响可能导致临床治疗效应的差异.如奥美拉哇在 CYP2C19 突变等位基因纯合子病人中的溃疡愈合率和幽门螺杆菌根除率最高，野生型等位基因纯合子最低，而野生型杂合子则居中。

编码药物受体的很多基因存在遗传多态性，由此导致药物治疗效应发生改变。如β肾上腺素受体的多态性改变β受体对激动药的敏感性而影响这类药在哮喘患者中的治疗作用。血管紧张素 II 的 1 型（AT1）受体基因多态性引起血管对缩血管药去氧肾上腺素（pherylephrine）的反应性改变，也影响血管紧张肽转换酶抑制药如培普利（perindopril）和钙通道阻滞药如尼群地平（nitrendipine）的作用

（二）药物反应种族差异（racialdifferencesindrugresponse）

种族因素包含遗传和环境两个方面。不同种族具有不同的遗传背景（如不同的基因型及相同基因型的不同分布频率），长期生活在不同的地理环境中，具有不同的文化背景、食物来源和习惯，这些对药物代谢酶的活性和作用靶点的敏感性都有显著影响，导致一些药物的代谢和反应存在种族差异。不少药物的代谢和反应具有种族差异，如在乙醇代谢方

面，服用等量的乙醇后中国人体内生成的乙醛血浆浓度比白人更高，更容易出现面红和心悸。服用普萘洛尔后的心血管反应中国人比白人更敏感，而黑人的反应敏感性最差。除了对β－肾上腺素受体阻断药的敏感性更高以外，中国人代谢普萘洛尔的速率也比白人要快76%。药物代谢和反应种族差异的临床意义取决于药物治疗窗（therapeuticwindow）.

和种族之间的药物代谢及反应差异比较，同一种族内的个体差异更为显著和重要，如在口服同一剂量的普萘洛尔后，在白人和中国人中产生的血浆浓度平均值差异不到 一倍，但无论是在白人中还是中国人中服用同一普萘洛尔剂量后的个体间差异却可达到10倍。

四、特异质反应（idiocyncrasy）

特异质反应是一种性质异常的药物反应，通常是有害的，甚至是致命的。常与剂量无关，即使很小剂量也会发生。这种反应只在极少数病人中出现，如氯霉素导致的再生障碍性贫血发生率约为1／50000。

特异质反应通常与遗传变异有关，例如伯氨喹、氨苯砜、阿霉素和一些磺胺类药物，甚至新鲜蚕豆在极少数病人中引起的溶血并导致严重贫血，就是因为这些个体有葡萄糖-6一磷酸脱氢酶（G-6-PD）缺乏。G-6-PD缺乏是一种性连锁隐性遗传。这种酶对于维持红细胞内还原性谷胱甘肽（GSH）的含量是必不可少的，而GSH又是防止溶血所必需的。伯氨喹等能在正常红细胞中损害GSH而使之减少，但是只有在G-6-PD缺乏的红细胞中才能导致溶血。又如恶性高热是对包括琥珀胆碱（suxamethonium）和各种吸入性麻醉药、镇静药等在内的一些药物的异常反应，其成因是横纹肌内（也包括心肌）肌浆网上的钙离子释放通道，即已知的肉桂碱受体（ryanodinereceptor）发生了遗传异常。

五、疾病状态

疾病本身能导致药物代谢动力学和药物效应动力学的改变。肝肾功能损伤易引起药物体内蓄积，产生过强或过久的药物作用，甚至发生毒性反应。小肠或胰腺疾病，或由于心衰或肾病综合征导致小肠黏膜水肿时，会因吸收障碍而使药物吸收不完全。 肾病综合征时因有蛋白尿、水肿和血浆白蛋白降低，不仅会因肠道黏膜水肿而影响药物吸收，也会因为药物与血浆白蛋白结合率降低而影响药物的分布，而且还会使作用 于肾小管上皮细胞离子转运机制的利尿药如呋塞米与肾小管液中的白蛋白结合而致利 尿效应降低。甲状腺功能减退时对哌替啶（Pethidine）的敏感性增高。体温过低（特别是老年人更易发生）可显著降低许多药物的消除。

六、心理因素：

安慰剂效应（psychologicfactors:placeboeffect）

安慰剂（placebo） 一般指由本身没有特殊药理活性的中性物质如乳糖、淀粉等制成的外形似药的制剂。但从广义上讲，安慰剂还包括那些本身没有特殊作用的医疗措施如假手术等。安慰剂产生的效应称为安慰剂效应。

药物治疗的效应并非完全由药物本身单一因素引起，一个病人服药后的效应实际是由多种因素引起的，包括药理学效应、非特异性药物效应、非特异性医疗效应和疾病的自然恢复等四个因素。非特异性药物效应和非特异性医疗效应是安慰剂的绝对效应，加上疾病的自然恢复，则是安慰剂效应。因此安慰剂效应是导致药物治疗发生效果的重要影响因素之一。

安慰剂效应主要由病人的心理因素引起，它来自病人对药物和医生的信赖，病人在经医生给予药物后，会发生一系列的精神和生理上的变化，这些变化不仅包括病人的主观感觉，而且包括许多客观指标。当医生对疾病的解释及预后的推测给病人带来乐观的消息时，病人的紧张情绪可大大缓解，安慰剂作用会比较明显.

由于安慰剂效应的广泛存在，在评价药物的临床疗效时，应考虑这一因素的影响。实际上在临床有不少药物或其他手段的治疗效果往往不是药物本身的作用，只是安慰剂效应。

七、长期用药引起的机体反应性变化

长期反复用药可引起生物机体（包括病原体）对药物反应发生变化，主要表现为耐受性、耐药性和依赖性。还可因长期用药在突然停药后发生停药综合征。

（一）耐受性（tolerance）和耐药性（drugresistance）

耐受性为机体在连续多次用药后反应性降低。增加剂量可恢复反应，停药后耐受性可消失，再次连续用药又可发生.易引起耐受性的药物有巴比妥类、硝酸酯类、麻黄碱、肼屈嗪等.

有的药物仅在应用很少几个剂量后就可迅速产生耐受性，这种现象称快速耐受性

(acutetolerancc/tachyphylaxis) . 交叉耐受性（crosstoieranCe）是指对一种药物产生耐受性后，在应用同一类药物（即使是第一次使用）时也会产生耐受性。

耐药性是指病原体或肿瘤细胞对反复应用的化学治疗药物的敏感性降低，也称抗药性。是因为长期反复应用抗菌药，特别是剂量不足时，病原体产生了使抗菌药物失活的酶、改变了膜通透性而阻止抗菌药物的进入或改变了靶结构和代谢过程。滥用抗菌药物是病原体产生耐药性的重要原因。

（二）依赖性（dependence）和停药症状（withdrawalsymptoms）或停药综合征(withdrawalsyndrome)

依赖性是在长期应用某种药物后，机体对这种药物产生了生理性的或是精神性的依赖和需求，分生理依赖性和精神依赖性两种。生理依赖性也称躯体依赖性，具有耐受性证据或停药症状。精神依赖性（psychologicaldependence）是需要药物缓解精神紧张和情绪障碍、但无耐受性和停药症状的一种依赖性。药物滥用，尤其是兴奋药或麻醉药的滥用是引起依赖性并具有社会意义的重要问题。

接受药物治疗的病人在长期反复用药后突然停药可发生停药症状，如高血压患者长期应用β肾上腺素受体阻断药后，如果突然停药，血压及心率可反跳性升高，这类病人停药时必须逐渐减量。对药物如吗啡产生了依赖性者在停药后会发生停药综合征， 精神和躯体表现出一系列特有的症状。

第四章　β-内酰胺类

第一节　青霉素类

一、青霉素 Benzylpenicillin

【应用】对 G+球菌及 G－球菌的抗菌作用较强。对 G+杆菌（白喉杆菌）、螺旋体、梭状芽孢杆菌（破伤风杆菌、气性坏疽杆菌）、放线菌及部分拟杆菌有抗菌作用。用于呼吸系统感染、脑膜炎、中耳炎、扁桃体炎、猩红热、丹毒、败血症、亚急性细菌性心内膜炎、淋病、钩端螺旋体病、梅毒、白喉、炭疽等。

【用法】肌注：成人 40 万～80 万 U / 次，2～4 次 / d；儿童 3 万～5 万 U / (kg • d)，分 2～4 次。静滴：成人 240 万～2 000 万 U / d；儿童 20 万～40 万 U / (kg • d)，分 4～6 次，以 5%～10%葡萄糖溶液或生理盐水溶解成 1 万 U / ml 后滴入。

【注意】

（1）不良反应：主要为过敏反应。大剂量静脉给药可发生神经系统反应。

（2）用前按规定方法进行皮试（皮试液浓度为 200 U / ml，皮内注射 0.1 ml）。

（3）与庆大霉素、卡那霉素混合可使后者失效。

（4）与丙磺舒、阿司匹林、吲哚美辛合用可使血药浓度上升。

（5）不宜鞘内给药。

【制剂与规格】注射剂型：青霉素（注射用），80 万 U；普鲁卡因青霉素（注射用），80 万 U。

二、阿莫西林 Amoxicillin

【别名】阿莫西林。

【应用】对 G+菌和 G-菌及铜绿假单胞菌均有良好

的抗菌作用。用于敏感菌所致的各种感染以及铜绿假单胞菌感染，包括败血症、脑膜炎、心内膜炎、化脓性胸膜炎、腹膜炎以及下呼吸道、胃肠道．胆道、泌尿道、骨及软组织和生殖器官感染，妇科、产科感染，外耳炎、烧伤、皮肤及手术感染。

【用法】口服：成人 1～4 g / d，分 3～4 次；儿童 8～12 岁 2.5 g / d，4～8 岁 1.5 g / d，1～4 岁 1 g / d，6～12 个月 600mg/d，1～6 个月 500 mg / d，初生至 1 个月 250 mg / d，均分 3 次。

【注意】

（1）不良反应：过敏反应，口服有 1 / 4 患者发生暂时性 ALT 升高，剂量大于 200 mg / （kg · d）可引起间质性肾炎。

（2）用前作青霉素皮试。

（3）水溶液不稳定，需新鲜配制。

（4）与庆大霉素、氯丙嗪、肾上腺素、去甲肾上腺素、阿托品、肝素、维生素 B、维生素 C 有配伍禁忌。

（5）与丙磺舒合用可提高血药浓度。

（6）与阿米卡星、庆大霉素、奈替米星合用时可产生协同作用。

（7）传染性单核细胞增多症时忌用。

【制剂与规格】 口服剂型：阿莫仙胶囊，500 mg× 24 粒；阿莫仙颗粒，125 mg× 12 袋。

三、 阿莫西林-克拉维酸 Arnoxycillin-Clavulanate

【应用】阿莫西林为广谱抗生素，克拉维酸钾是一种不可逆的 β 内酰胺酶抑制剂。用于上呼吸道感染，如鼻窦炎、扁桃体炎、咽炎等；下呼吸道感染，如急性支气管炎、慢性支气管炎、肺炎、肺脓肿和支气管扩张合并感染等；生殖泌尿系统感染，如膀胱炎、尿道炎、肾盂。肾炎、前列腺炎、盆腔炎、淋球菌尿路感染等；皮肤和软组织感染，如疖、脓肿、蜂窝织炎、外伤感染、腹内脓毒炎等；其他感染，如中耳炎、骨髓炎、败血症、腹膜炎及术后感染。

【用法】口服：片剂，375~750 mg / 次，3 次 / d。颗粒剂，成人 2 袋 / 次；7～12

岁，1.5 袋 / 次；1～7 岁，1 袋 / 次；3 个月～1 岁儿童，半袋 / 次，3 次 / d。严重感染时，剂量可加倍或遵医嘱，未经重新检查，连续治疗期不超过 14 d。静滴：成人 1.2 g / 次，3～4 次 / d，疗程 10～14 d。

【注意】

（1）本品为复方制剂。片剂及混悬剂每 228.5 mg 含阿莫西林 200 mg，克拉维酸 28.5 mg。注射剂每 600 mg 含阿莫西林 500 mg，克拉维酸 100 mg。

（2）不良反应：少数患者可见恶心、呕吐、腹泻等胃肠道反应，偶见荨麻疹及皮疹、过敏性休克、药物热的哮喘等，偶见血清氨基转移酶升高、嗜酸性粒细胞增多、白细胞减少及念珠菌或耐药菌引起的二重感染，个别患者注射部位出现静脉炎。

（3）用前需做青霉素的皮试。临用前配制并立即使用，多余药液不可再用。

（4）不可与含有葡萄糖、葡聚糖或酸性碳酸盐、含蛋白质制品、脂肪乳等混合，否则会降低本品的稳定性。

（5）不能与氨基糖苷类抗生素合并使用，也不可在体外混合，以免使后者丧失活性。

（6）本品不宜肌内注射。

（7）孕妇不宜使用，严重肝功能障碍、中度或严重肾功能障碍者慎用。

【制剂与规格】口服剂型：君尔清片，228.5 mg× 12 片；奥先干混悬剂，228.5 mg ×12 袋。注射剂型：强力阿莫仙（注射用），600mg。

四、阿莫西林-舒巴坦 Amoxycillin-Sulbactam

【应用】阿莫西林主要作用在细菌繁殖阶段，通过抑制细胞壁黏多肽的生物合成而起作用；舒巴坦钠能抑制大部分细菌所产生的β内酰胺酶（Ⅱ型至Ⅳ型），能迅速贯穿细菌细胞壁并不可逆地破坏β内酰胺酶，使细菌恢复对阿莫西林的敏感性。阿莫西林对以下微生物有效：G+需氧微生物：粪链球菌、葡萄球菌属（仅限于β内酰胺酶阴性菌株）、肺炎链球菌、链球菌属（仅限于α和β溶血性菌株）。G－需氧微生物：大肠杆菌（仅限于β内酰胺酶阴性菌株）、流感嗜血杆菌（仅限于β内酰胺酶阴性菌株）、奈瑟淋球菌（仅限于β内酰胺酶阴性菌株）、奇异变形杆菌（仅限于β内酰胺酶阴性菌株）。

【用法】静滴：用前用适量注射用水或氯化钠注射液溶解后，再加入0.9%氯化钠注射液100 ml中静脉滴注，每次滴注时间不少于30～40 min。成人，0.75～1.5g/次，3～4次/d。根据病情可增加剂量，但舒巴坦最大剂量不能超过4g/d。

【注意】

（1）本品为复方制剂。注射剂每750 mg含阿莫西林500mg，舒巴坦250 mg；每1.5 g含阿莫西林1 g，舒巴坦500mg。

（2）不良反应：胃肠道反应，如腹泻、恶心、呕吐等；皮肤反应，如红斑性斑丘疹损伤、荨麻疹等；过敏反应，如皮疹、口唇肿胀和口腔黏膜溃烂等；其他，一过性ALT升高等。上述胃肠道反应、皮肤反应一般为轻度、短暂的，会自动消失或停药后消失。对青霉素过敏者，有可能发生严重过敏性休克。

（3）对青霉素类药物过敏者禁用。本品与其他青霉素类药物和头孢菌素类药物之间存在交叉过敏性。

（4）延长疗程时，应不定期检查肝肾功能和血象。淋病患者初诊及治疗3个月后应进行梅毒检查。

（5）使用本品后，使用Clinitest，Benedict溶液或Fehling溶液检查尿中葡萄糖的实验结果会出现假阳性。建议使用本品后，采用葡萄糖氧化酶反应法（如Clinistix或Tes-Tape法）进行此项检查。

（6）孕妇使用时，血浆中的结合雌三醇、雌三醇一葡萄糖苷酸、结合雌酮、雌三醇会出现一过性升高。

（7）本品配成溶液后必须及时使用，不宜久置。

（8）接受别嘌醇（Allopurinol）或双硫仑（Disulfiram）治疗的病人，不宜使用本品。

（9）对于在怀孕及哺乳期内妇女，不推荐本品。

（10）由于新生儿和婴儿肾功能不全，阿莫西林的清除会延迟，3个月以下婴儿用药应调整剂量。

（11）丙磺舒、阿司匹林、吲哚美辛、磺胺药等可降低肾小管分泌阿莫西林，减少阿莫西林排泄，升高阿莫西林的血药浓度。

（12）氯霉素、红霉素、四环素、磺胺类抗生素可影响青霉素的杀菌效果，不宜与本品合用。

（13）本品与重金属，特别是铜、锌和汞呈配伍禁忌。

【制剂与规格】注射剂型：西迪林（注射用），750 mg；舒萨林（注射用），1.5 g。

五、阿洛西林 Azlocillin

【应用】对 G+菌和 G-菌及铜绿假单胞菌均有良好的抗菌作用。与阿米卡星、庆大霉素、奈替米星合用时可产生协同作用。用于敏感菌所致的各种感染以及铜绿假单胞菌感染，包括败血症、脑膜炎、心内膜炎、化脓性胸膜炎、腹膜炎以及下呼吸道、胃肠道、胆道、泌尿道、骨及软组织和生殖器官感染、妇科感染、产科感染、外耳炎、烧伤、皮肤及手术感染。

【用法】静滴：成人 6～10 g / d，严重病例可增至 10～16 g / d，分 2～4 次。儿童 75 mg / (kg・d)。婴儿及新生儿 100 mg / (kg・d)，分 2～4 次。通常每 1 g 加 10 ml 注射用水溶解，澄清液加入葡萄糖氯化钠注射液或 5%～10%葡萄糖注射液中。

【注意】

（1）不良反应：过敏反应、腹泻、恶心、呕吐、发热。个别病例可见出血时间延长、白细胞减少。

（2）用前需做青霉素钠皮试。

（3）药液应现配现用，仅澄清液才能静脉滴注。

（4）静脉滴注时速度不宜太快。

（5）肾功能不良的病人应适当降低用量。

【制剂与规格】注射剂型：阿乐欣（注射用），1 g。

六、氨苄西林 Ampicillin

【别名】氨苄西林。

【应用】 对G-菌，如伤寒杆菌、大肠杆菌等有效但易产生耐药。对G+菌作用与青霉素近似，对绿色链球菌和肠球菌的作用较优，对其他菌的作用较差。对耐青霉素的金葡菌无效。用于敏感菌所致的泌尿系统、呼吸系统、胆道、肠道感染以及脑膜炎、心内膜炎等。

【用法】口服：成人0.25～1 g / 次，4次 / d。肌注：0.5～1 g / 次，4次 / d。静滴：1～2 g / 次，必要时可用到3 g / 次，2～4次 / d，必要时每4 h 1次；儿童100～150 mg / (kg · d)，分次。

【注意】

（1）不良反应：过敏反应，口服有1 / 4病人发生暂时性ALT升高，剂量过大（每日剂量>0.2 g / kg）可引起间质性肾炎。

（2）用前作青霉素皮试。

（3）水溶液不稳定，需新鲜配制。

（4）与庆大霉素、氯丙嗪、肾上腺素、去甲肾上腺素、阿托品、肝素、维生素B、维生素C有配伍禁忌。

（5）与丙磺舒合用，可提高血药浓度。

【制剂与规格】注射剂型：氨苄西林（注射用），500 mg。

七、氨苄西林-舒巴坦 Ampicillin-Sulbactam

【应用】舒巴坦是一种竞争性不可逆的β内酰胺酶抑制剂，与β内酰胺酶结合，从而保护氨苄西林钠的抗菌活性。适用于肺部感染、支气管感染、耳鼻喉部感染、胆囊炎、胆道感染、淋病及急慢性肾盂肾炎、膀胱炎等尿路感染，皮肤、软组织感染，盆腔、腹腔及骨关节感染，败血症、化脓性脑膜炎等。

【用法】肌注或静滴：成人：轻度感染1.5 g / d，分2～3次肌注；一般感染4.5～9 g / d，分2～3次肌注或静滴；重度感染9～12 g / d，分3～4次静滴，最大不超过12g / d。

【注意】

（1）本品为复方制剂。注射剂每 2.25 g 含氨苄西林 1.5 g，舒巴坦 750 mg。

（2）不良反应：常用剂量无明显不良反应，偶有皮疹、因过敏引起口唇肿胀和口腔黏膜溃烂及一过性 ALT 增高或肠道反应。

（3）本品使用前需做皮试，阳性者禁用。

（4）本品配成溶液后必须及时使用，不宜久置。

（5）接受别嘌醇（Allopurinol）或双硫仑（Disulfiram）治疗的病人，不宜使用本品。

【制剂与规格】注射剂型：施坦宁（注射用），2.25 g。

八、氯唑西林 Cloxacillin

【别名】氯唑西林。

【应用】具有耐酸、耐青霉素酶的特点，对 G+球菌和奈瑟菌有抗菌活性，对葡萄球菌属（包括金黄色葡萄球菌和凝固酶阴性葡萄球菌）产酶株的抗菌活性较苯唑西林强，但对青霉素敏感葡萄球菌和各种链球菌的抗菌作用较青霉素为弱，对甲氧西林耐药葡萄球菌无效。仅适用于治疗产青霉素酶葡萄球菌感染，包括败血症、心内膜炎、肺炎和皮肤、软组织感染等。也可用于化脓性链球菌或肺炎球菌与耐青霉素葡萄球菌所致的混合感染。

【用法】肌注：成人 2 g / d，分 4 次；小儿 25～50 mg / (kg • d)，分 4 次。肌内注射时可加 0.5%利多卡因减少局部疼痛。静滴：成人 4～6 g / d，分 2～4 次；小儿 50～10 mg / (kg • d)，分 2～4 次；新生儿体重低于 2 kg 者，日龄 1～14 d25 mg / (kg • 12 h)，日龄 15～30 d 25 mg / (kg • 8 h)；体重超过 2 kg 者，日龄 1～14 d 25 mg / (kg • 8 h)，日龄 15～30 d 25mg / (kg • 6 h)。轻、中度。肾功能减退患者不需调整剂量，重度肾功能减退者须减量。

【注意】

（1）不良反应：过敏反应：以荨麻疹等各类皮疹为多见，白细胞减少、间质性肾炎、哮喘发作等和血清病型反应也可发生，严重者如过敏性休克偶见；偶可产生恶心、呕吐和血清氨基转移酶升高；大剂量注射本品可引起抽搐等中枢神经系统毒性反应；有报道婴儿使用大剂量本品后出现血尿、蛋白尿和尿毒症；个别病例发生粒细胞缺乏症或淤胆型黄疸。

（2）有青霉素类药物过敏史者或青霉素皮肤试验阳性者禁用。

（3）哮喘、湿疹、花粉症、荨麻疹等过敏性疾病者应慎用本品。

（4）本品降低病人胆红素与血清蛋白结合能力，新生儿尤其是有黄疸者慎用本品。

（5）目前缺乏本品对孕妇影响的充分研究，所以孕妇应仅在确有必要时使用本品。

（6）本品有少量在乳汁中分泌，因此哺乳期妇女应用本品时宜暂停哺乳。

（7）本品与氨基糖苷类、去甲肾上腺素、间羟胺、苯巴比妥、维生素 B 族、维生素 C 等药物存在配伍禁忌，不宜同瓶滴注。

（8）丙磺舒可减少氯唑西林的肾小管分泌、延长本品的血清半衰期。

（9）阿司匹林、磺胺药抑制本品与血清蛋白结合，提高本品的游离血药浓度。

【制剂与规格】注射剂型：显尔抗（注射用），3 g。

九、美洛西林 Mezlocillin

【应用】适用于 G+菌及大肠杆菌、肠杆菌属、变形杆菌等 G-杆菌中敏感菌株所致的感染：呼吸系统、泌尿系统、肝胆及消化系统、妇科和生殖器官等感染，皮肤及软组织感染，化脓性脑膜炎、术后感染预防、儿科感染；对于败血症、腹膜炎、骨髓炎、眼及耳、鼻、喉部感染均有较好疗效。

【用法】肌注、静注或静滴：成人 2～6 g / d，分 2～3 次，严重感染可 8～12g/d，最大 15 g / d；儿童 100～200 mg /（kg·d），严重感染可 300 mg /（kg·d），分 3 次。

【注意】

（1）不良反应：皮疹、腹泻、恶心、呕吐、肌肉局部疼痛。少数病例可出现血清转氨酶、碱性磷酸酶升高及嗜酸性粒细胞一次性增多，中性粒细胞减少，低钾血症等极为罕见，未见到肾功能改变以及血液电解质紊乱等严重副作用。

（2）使用前需做青霉素皮试。

（3）孕妇及哺乳期妇女慎用，肾功能减退者，须调整剂量。

（4）临用前用注射用水，5%葡萄糖盐水或 5%～10%葡蔗糖溶液溶解，尽量 1 次用完。若分次使用，剩余溶液最好放于 5℃冰箱中贮存（不超过 12 h）。

（5）避免与酸、碱性较强的药物配伍，pH4.5 以下会有沉淀发生，pH4.0 以下、pH 8.0 以上效价下降较快。

【制剂与规格】注射剂型：诺塞林（注射用），1 g；力扬（注射用），1 g。

十、哌拉西林-他唑巴坦 Piperacillin-Tazobactam

【应用】用于耐哌拉西林、产β内酰胺酶的大肠杆菌和拟杆菌属（脆弱拟杆菌、卵形拟杆菌、多形拟杆菌或绿色拟杆菌）所致的阑尾炎（伴发穿孔或脓肿）和腹膜炎；耐哌拉西林、产β内酰胺酶的金黄色葡萄球菌所致的非复杂性和复杂皮肤及软组织感染，包括蜂窝织炎、皮肤脓肿、缺血性或糖尿病性足部感染；耐哌拉西林、产β内酰胺酶的大肠杆菌所致的产后子宫内膜炎或盆腔炎性疾病；耐哌拉西林、产β内酰胺酶的流感嗜血杆菌所致的社区获得性肺炎（仅限中度）；耐哌拉西林、产β内酰胺酶的金黄色葡萄球菌所致的中、重度医院获得性肺炎（医院内肺炎）。

【用法】静滴：成人 3.375 g / 6 h，疗程 7～10 d。医院内肺炎，起始量 3.375 g / 4 h，疗程 7～14 d。肾功能不全患者，肌酐清除率>40 ml / min，3.375 g / 6 h，13.5 g / d；肌酐清除率为 20～40 ml / min，2.25 g / 6 h，9 g / d；肌酐清除率<20 ml / min，2.25 g / 8 h，6.75 g / d。血透病人，最大 2.25 g / 8 h，并在每次血透后可追加 0.75 g。使用时 1 支用 20 ml 生理盐水或注射用水溶解后，立即加入 250 ml 5%葡萄糖溶液或生理盐水中，静滴每次至少 30 min。

【注意】

（1）本品为复方制剂。注射剂每 1.125 g 含哌拉西林 1 g，他唑巴坦 125 mg；每 4.5 g 含哌拉西林 4 g，他唑巴坦 500mg。

（2）不良反应：皮疹、瘙痒、腹泻、恶心、呕吐、注射局部刺激、疼痛、静脉炎、血栓性静脉炎和水肿，如血小板减少、胰腺炎、发热、发热伴嗜酸性粒细胞增多、转氨酶升高、烦躁、头晕、焦虑、鼻炎、呼吸困难等。

（3）对青霉素、头孢类抗生素或β内酰胺酶抑制剂过敏者禁用。孕妇、哺乳期妇女慎用。不应用于12岁以下的儿童、65岁以上的病人。

（4）治疗期间，若病人出现腹泻症状，应考虑是否有假膜性肠炎发生。

（5）本品含钠，需要控制盐摄入量的病人使用时，应定期检查血清电解质水平，对于同时接受细胞毒性药物或利尿剂的病人，要警惕发生低钾血症的可能。

（6）应定期检查造血功能，特别是对疗程≥21 d的病人。

（7）本品与氨基糖苷类药物同用，可以灭活氨基糖苷类药物。

（8）本品不得与只含碳酸氢钠的溶液混合，不得加入血制品及水解蛋白液。

【制剂与规格】注射剂型：邦达（注射用），1.125 g；特治星（注射用），4.5 g。

第二节 头孢菌素类

一、头孢氨苄 Cefalexin

【别名】头孢菌素Ⅳ。

【应用】第一代头孢菌素。对金葡菌（包括耐青霉素菌株）、溶血性链球菌、肺炎球菌、白喉杆菌等G+菌，大肠杆菌、肺炎杆菌、奇异变形杆菌等G－菌都有抗菌作用。用于敏感菌所致的呼吸道、泌尿道、皮肤和软组织、生殖器官等部位的感染，也常用于中耳炎。

【用法】口服：成人1～2 g/d，分3～4次；小儿25～50mg/(kg·d)，分3～4次。

【注意】

（1）不良反应：常见腹泻、恶心、食欲不振。

（2）对头孢菌素过敏者禁用，对青霉素过敏或过敏体质者慎用。

（3）肾功能不全者减量。

【制剂与规格】 口服剂型：美丰缓释片，250 mg×20片；申嘉缓释胶囊，250 mg× 12粒。

二、头孢羟氨苄 Cefadroxil

【应用】第一代头孢菌素。用于葡萄球菌、链球菌、肺炎球菌引起的呼吸道感染，如肺炎、支气管炎、扁桃体炎、支气管肺炎；尿路感染，如前列腺炎、尿道炎、膀胱炎、淋病、肾盂肾炎；耳鼻喉部感染，如中耳炎、鼻窦炎、咽喉炎；皮肤软组织感染，如蜂窝织炎、皮下脓肿、疖、骨髓炎；口腔感染，如牙龈炎、拔牙后感染、口舌生疮等；消化道感染，如痢疾、胃肠炎、胆囊胆道炎等。

【用法】口服：成人 0.5 g～1.0 g / 次，2 次 / d，严重感染者剂量加倍；小儿 15～20 mg / (kg · 12 h)。

【注意】

（1）不良反应：少而轻，以胃肠道反应为主。

（2）对本品及头孢菌素类抗生素过敏者禁用。

（3）对青霉素过敏者及肾功能不全者、有胃肠道（特别是结肠炎）病史者、孕妇及哺乳期妇女慎用。

（4）本药不宜长期服用，以免引起假膜性肠炎。

【制剂与规格】口服剂型：头孢羟氨苄胶囊，250 mg×12 粒。

三、头孢丙烯 Cefprozil

【应用】第二代头孢菌素。用于化脓性链球菌性咽炎 / 扁桃体炎，肺炎链球菌、嗜血流感杆菌和卡他莫拉菌（包括产β内酰胺酶菌株）性中耳炎、鼻窦炎。由肺炎链球菌、嗜血流感杆菌和卡他莫拉菌引起的急性支气管炎继发细菌感染和慢性支气管炎急性发作。金黄色葡萄球菌（包括产青霉素酶菌株）和化脓性链球菌引起的非复杂性皮肤和皮肤软组织感染，但脓肿通常需行外科引流排脓。

【用法】口服：成人（13 岁或以上）上呼吸道感染，500 mg / 次，1 次 / d；下呼吸道感染，500 mg / 次，2 次 / d；皮肤或皮肤软组织感染，500 mg / 次，分 1～2 次，严重病例 500 mg / 次，2 次 / d。2～12 岁儿童上呼吸道感染，每次 7.5 mg / kg，2 次 / d；皮肤或皮肤软组织感染，每次 20 mg / kg，1 次 / d。6 个月婴儿至 12 岁儿童中耳炎，每次 15 mg / kg，2 次 / d；急性鼻窦炎，每次 7.5 mg / kg，2 次 / d，严重病例每次 15 mg / kg，2 次 / d。疗程一般 7～14 d，但β溶血性链球菌所致急性扁桃体炎，咽炎的疗程至少 10 d。

肾功能不全者，肌酐清除率 30～120 ml / min，按常用量和时间使用；肌酐清除率 0～29 ml / min 者，按常用量的 50%常规时间给药。肝功能受损者无需调整剂量。

【注意】

（1）不良反应：腹泻、恶心、呕吐和腹痛、皮疹、荨麻疹、AST 升高、眩晕、多动、头疼等，偶见碱性磷酸酶和胆红素升高、胆汁淤积性黄疸、白细胞减少、嗜酸性粒细胞增多、血清尿素氮增高、血清肌酐增高等。

（2）有青霉素过敏史者慎用，患有胃肠道疾病，尤其是肠炎病人应慎用。

【制剂与规格】口服剂型：银力舒分散片，250 mg× 6 片。

四、头孢呋辛 Cefuroxime

【应用】第二代头孢菌素，对 G+菌的抗菌作用低于第一代头孢菌素，G-菌如流感嗜血杆菌、淋球菌、脑膜炎球菌、大肠杆菌、克雷伯菌属、奇异变形杆菌、肠杆菌属等对本品敏感。本品对 β 内酰胺酶的稳定性较好。用于敏感的 G-菌所致的下呼吸道、泌尿道、皮肤和软组织、骨和关节、女性生殖器等部位的感染，对败血症、脑膜炎也有效。

【用法】口服：成人，轻中度下呼吸道感染 250 mg / 次，2 次 / d；严重下呼吸道感染 500 mg / 次，2 次 / d；无并发症的淋病用 1 g 单剂量给药。儿童 125 mg / 次，2 次 / d。肌注或静注：成人 750～1 500 mg / 次，3 次 / d，疗程 5～10 d。对于危及生命的感染或罕见敏感菌引起的感染，1.5 g / 6 h。对于细菌性脑膜炎，不超过 3 g / 8 h。对于单纯性淋病，应肌注单剂量 1.5 g，可分注于两侧臀部，并同时口服 1 g 丙磺舒。儿童 60 mg / (kg·d)，严重感染可 100 mg / (kg·d)，分 3～4 次。骨和关节感染，150 mg / (kg·d)，分 3 次。脑膜炎患者，200～240 mg / (kg·d)，分 3～4 次。预防手术感染，术前 0.5～1 h 静注 1.5 g。若手术时间过长，则 750 mg / 8 h 静注或肌注。若为开胸手术，应随着麻醉剂的引入，静注 1.5 g，1 次 / 12 h，总剂量为 6 g。肌注时 750 mg 加注射用水 3 ml，振摇成混悬液，作深部肌注。

【注意】

（1）不良反应：胃肠道反应，皮肤瘙痒，血色素降低，血胆红素升高，肾功能改变等。肌内注射可致局部疼痛。

（2）青霉素过敏者慎用。

（3）不可与氨基糖苷类置同一容器中注射。

（4）与高效利尿药（如呋塞米）合用，可致肾损害。

【制剂与规格】口服剂型：希路信片，250 mg×12 片；伏乐新片，250mg×6 片。注射剂型：丽扶欣（注射用），2 g；明可欣（注射用），750 mg。

五、头孢克洛 Cefaclor

【别名】头孢克洛。

【应用】第二代头孢菌素，抗菌性能与头孢唑啉相似，抗菌谱基本与头孢氨苄相同。对耐药性金葡菌、化脓性链球菌、大肠杆菌、流感嗜血杆菌均有良好抗菌作用。用于敏感菌引起的呼吸道感染、泌尿道感染、皮肤软组织感染以及中耳炎等。

【用法】口服：成人 250 mg / 8 h，重症可加倍，但不可超过 4g/d。儿童 20 mg / (kg ·d)，分 3 次，重症可 40 mg(kg · d)，但不超过 1 g / d。

【注意】

（1）不良反应：恶心、呕吐、皮疹等。

（2）青霉素过敏者慎用。

（3）宜空腹给药。

（4）长期应用可致菌群失调，还可引起继发性感染。

（5）本品可透过胎盘，孕妇不宜应用。

（6）肾功能不全者注意用量。

【制剂与规格】口服剂型：头孢克洛胶囊，250 mg×6 粒；礼林胶囊，250 mg×12 粒；头孢克洛干混悬剂，125 mg×6 袋；再克干混悬剂，125 mg×9 袋。

头孢克肟 Cefixime

【应用】第三代头孢菌素。用于慢性支气管炎急性发作、急性支气管炎并发细菌感染、支气管扩张合并感染、肺炎；肾盂肾炎、膀胱炎、淋球菌性尿道炎；急性胆道系统细菌性感染；猩红热；中耳炎、鼻窦炎。

【用法】口服：颗粒剂：成人 400 mg / d，儿童 8 mg / (kg・d)，分 1～2 次口服。儿童体重≥50 kg 或年龄≥12 岁时用成人剂量。治疗单纯性淋病时宜 400 mg 单剂疗法。肾功能不全的病人其肌酐清除率为 21～60 ml / min 并进行血液透析者给标准剂量的 75%，即 300 mg / d；肌酐清除率为≥20 ml / min 并进行腹膜透析者给标准剂量的 50%，即 200 mg / d。片剂或胶囊剂：成人及体重 30 kg 以上儿童，100 mg / 次，2 次 / d；成人重症感染者可 200 mg / 次，2 次 / d。儿童，每次 1.5～3.0 mg / kg，2 次 / d。

【注意】

(1)不良反应：最常见者为胃肠道反应，其中腹泻 16%、大便次数增多 6%、腹痛 3%、恶心 7%、消化不良 3%、腹胀 4%；发生率低于 2%的不良反应有皮疹、荨麻疹、药物热、瘙痒、头痛、头昏。实验室异常表现为一过性 ALT、AST、ALP、LDH、胆红素、BUN、Cr 升高，血小板和白细胞计数一过性减少和嗜酸性粒细胞增多，直接 Coombs 试验阳性等。

(2) 对本品或头孢菌素类抗生素有过敏史者禁用。

(3) 肠炎病人慎用，6 个月以下儿童不宜应用。过去有青霉素过敏性休克病史的病人慎用本品，因亦有发生过敏性休克的可能。

(4) 肾功能不全者血清半衰期延长，须调整给药剂量。

(5) 相同剂量混悬剂与片剂服用以后，血药浓度以前者为高。

(6) 治疗化脓性链球菌感染疗程至少需 10 d。

(7) 中耳炎者宜用混悬剂治疗。

(8) 孕妇及哺乳期妇女均应慎用。

(9) 高龄者慎用。

【制剂与规格】口服剂型：头孢克肟胶囊，50 mg×6 粒；头孢克肟颗粒，50 mg×6 袋。

六、头孢拉定 Cefradine

【别名】头孢菌素Ⅵ。

【应用】第一代头孢菌素。抗菌性能类似头孢氨苄，对金葡菌、溶血性链球菌、肺炎球菌、大肠杆菌等有抗菌作用。用于敏感菌所致的呼吸道、泌尿道、皮肤和软组织等部位感染，针剂也用于败血症和骨感染。

【用法】口服：成人 250～500 mg / 6 h，最大 4 g / d；小儿 6.25～12.5 mg / (kg·6 h)。肌内或静脉注射：成人 0.5～1g/6 h，最大 8 g / d；小儿（1 周岁以上）12.5～25 mg / (kg·6 h)。

【注意】

（1）不良反应：可见胃肠道反应，偶见药疹、嗜酸性粒细胞增多、暂时性白细胞下降。反复肌注偶见 ALT、碱性磷酸酶及乳酸脱氢酶短暂升高。另可致菌群失调、维生素缺乏、二重感染等症。

（2）与青霉素有部分交叉过敏反应。

（3）肌注时以 500mg 溶于注射用水 2 ml，静注时 1 g 至少用生理盐水 10 ml 溶解，静滴时稀释至 30 mg / ml 后应用。

（4）避免与氨基糖苷类药物混合肌注或静滴。

【制剂与规格】口服剂型：泛捷复胶囊，250 mg×24 粒；头孢拉定胶囊，250 mg×24 粒。注射剂型：头孢拉定（注射用），500mg。

七、头孢他啶 Cefetamet

【应用】第三代头孢菌素。对链球菌属（粪链球菌除外）、肺炎链球菌等 G+菌；对大肠杆菌、流感嗜血杆菌、克雷伯菌属、沙门菌属、志贺菌属、淋病奈瑟球菌等 G－菌都有很强的抗菌活性，尤其对头孢菌素敏感性低的沙雷菌属、吲哚阳性变形杆菌、肠杆菌属及柠檬酸菌属的抗菌活性明显。对细菌产生的 β 内酰胺酶稳定。但本品对假单孢杆菌、支原体、衣原体、肠球菌等耐药性微生物无效。适用于敏感菌引起的下列感染：耳、鼻、喉部感染，如中耳炎、鼻窦炎、咽炎、扁桃体炎等；下呼吸道感染；泌尿系统感染等。

【用法】口服：对于一般轻、中度感染，250 mg / 次，2 次 / d；个别重症感染可 500 mg / 次，2 次 / d，病情稳定后减量为 250 mg / 次，2 次 / d。

【注意】

（1）不良反应：腹泻、恶心、呕吐，偶有皮肤瘙痒，停药后自行消失。

（2）对头孢菌素类药物过敏者禁用。

（3）对青霉素类药物过敏者不排除交叉过敏反应的可能性。

【制剂及规格】口服剂型：派威保片，180 mg× 6片；安素美胶囊，125 mg×8粒。

八、头孢妥仑 Cefditoren

【应用】第三代头孢菌素。用于敏感菌引起的感染，如毛囊炎、疖、痈、传染性脓疱疮、丹毒、蜂窝织炎、淋巴管（结）炎、化脓性甲沟炎、瘭疽、皮下脓肿、汗腺炎、感染性粉瘤、慢性脓皮症；乳腺炎、肛周脓肿、外伤、手术创伤等浅表性继发感染、咽喉炎（咽喉脓肿）、急性支气管、扁桃体炎、慢性支气管炎、支气管扩张（感染时）、慢性呼吸系统疾病继发肺炎、肺化脓症、中耳炎、鼻窦炎；肾盂肾炎、膀胱炎；胆囊炎、子宫附件炎、子宫内感染、前庭大腺炎、眼睑炎、睑腺炎、眼睑脓肿、泪囊炎、睑板腺炎；牙周炎、牙冠周炎、颌炎。

【用法】口服：成人200 mg / 次，2次 / d，饭后，应随年龄及症状适宜增减。

【注意】

（1）不良反应：腹泻、软便、恶心、胃不适感等消化道症状，皮疹等过敏症状，偶有休克、实验室检查改变等。

（2）对青霉素类抗生素有过敏既往史者、过敏体质者、严重肾功能损害者、高龄者以及经口摄食不足者或非经口维持营养者、全身状态不良者等需慎重用药。

（3）尚未确立妊娠期、未成熟儿、新生儿、乳儿、幼儿或小儿用药的安全性。

【制剂与规格】口服剂型：美爱克片，100 mg×10片。

九、头孢泊肟 Cefpodoxime

【应用】第三代头孢菌素。用于由葡萄球菌属、链球菌属（包括肺炎链球菌）、淋球菌、卡他莫拉菌、克雷伯菌属、大肠杆菌、变形杆菌属、枸橼酸杆菌属、大肠杆菌属、流感嗜血杆菌等引起的轻、中度感染；呼吸道感染、泌尿生殖系统感染、皮肤及软组织感染、中耳炎、鼻窦炎、乳腺炎。

【用法】口服：成人上呼吸道感染、单纯尿路感染，0.1 g / 次，2 次 / d，重症可 0.2 g / 次，2 次 / d，疗程 5～7 d；下呼吸道感染、复杂性尿路感染、皮肤软组织感染、耳鼻喉感染，0.2 g / 次，2 次 / d，疗程 7～14 d。12 岁以下儿童每次 10 mg / kg，2 次 / d。饭后服用。

【注意】

（1）不良反应：恶心、呕吐、腹泻、胃痛、腹痛、食欲不振、胃部不适感、皮疹、荨麻疹、瘙痒、发热、淋巴结肿大、关节痛、嗜酸性粒细胞增多、血小板减少、BUN、Cr 升高，偶见休克、Stevens-Johnson 综合征、Lyell 综合征、假膜性肠炎、全血细胞减少症、粒细胞缺乏症、溶血性贫血、急性肾功能衰竭、间质性肺炎及 AST、ALT、ALP、LDH 等升高，维生素 K 缺乏症状（低凝血酶原血症、出血倾向等）、维生素 B 族缺乏症状（舌炎、口内炎、食欲不振、神经炎等）、眩晕、头痛、浮肿。

（2）对本品或头孢菌素类抗生素有过敏史者禁用。

（3）对青霉素类抗生素有过敏史的病人慎用。

（4）易引起支气管哮喘、荨麻疹、湿疹等过敏症状体质的病人慎用。

（5）在同制酸剂（如氢氧化铝）或 H2 受体拮抗剂（如雷尼替丁）合用时，因胃酸被中和，可降低本品的血浆浓度及药物吸收度。

（6）严重肾功能损害者应慎用本品，如必须使用时，应调节给药剂量和给药间隔。

（7）全身营养状态不佳者慎用。

（8）目前尚无充分和严格的孕妇研究资料。

（9）本品可在人乳中分泌，由于本品对哺乳的婴儿有潜在的严重反应，所以应权衡对母亲的利弊后，再确定是中断哺乳或停药。

【制剂与规格】口服剂型：维洁信片，100 mg×10 片；亮博胶囊，100 mg×6 粒。

十、头孢吡肟 Cefepime

【应用】第四代头孢菌素。对大多数 G+和 G-菌，包括多数耐氨基糖苷类或第三代头孢菌素的菌株均有效。用于治疗由敏感菌引起的成年人的中、重度感染，下呼吸道感染，泌尿道感染（包括复杂性和单纯性），皮肤和软组织感染，腹腔感染（包括腹膜炎和胆道感染），败血症 / 菌血症，免疫力低下病人的发热，儿童脑脊髓膜炎。

【用法】静滴：2～4 g / d，分 2 次；泌尿系感染 1 g / d；极严重感染可 6 g / d，分 3 次。

【注意】

（1）不良反应：可见过敏反应：皮疹、瘙痒、发热等；胃肠道症状：腹泻、恶心、呕吐、消化不良等；其他：口腔念珠菌病、胸痛、心动过速、咳嗽、咽喉疼痛、呼吸困难、头痛、感觉异常、乏力、外周水肿等。

（2）对本品或 L-精氨酸（因本品含精氨酸）、头孢菌素类、青霉素或其他β内酰胺类抗菌药过敏者禁用。

（3）对本品或其他头孢菌素、青霉素或其他β内酰胺酶有过敏史者、妊娠和哺乳期妇女应慎用。

（4）不宜加至甲硝唑、万古霉素、庆大霉素、硫酸妥布霉素或硫酸奈替米星溶液中使用。

【制剂与规格】注射剂型：马斯平（注射用），1 g；信力威（注射用），500 mg 。

十一、头孢地秦 Cefodizime

【应用】第三代头孢菌素。通过抑制细菌细胞壁的合成发挥杀菌作用。本品主要对多种 G+、G-菌和厌氧菌有效。对以下病原菌敏感：如金黄色葡萄球菌（不包括对甲氧苯青霉素耐药菌株）、链球菌属、肺炎球菌、淋病奈瑟菌（包括产β内酰胺酶的菌株）、脑膜炎奈瑟菌、卡他布兰汉菌、大肠杆菌、志贺菌属、沙门菌属、枸橼酸杆菌属、克雷伯菌属、普通变形杆菌、普鲁威登菌属、摩根菌、嗜血流感杆菌、棒状杆菌属。本品对大多数细菌产生的β内酰胺酶稳定。对类杆菌属、不动杆菌属、粪肠球菌、李斯特菌属、支原体、衣原体无效。

【用法】静注：1 g 溶于 4 ml 注射用水或 2 g 溶于 10 ml 注射用水中，于 3～5 min

内注射。静滴：1～2 g溶于40 ml注射用水、生理盐水或林格液中，20～30 min内输注。肌注：1 g溶于4 ml注射用水或2 g溶于10 ml注射用水中，臀肌深部注射，为防止疼痛，可溶于1%利多卡因溶液中注射（此时须避免注入血管内）。用量：妇女下泌尿道感染，1～2 g/次，1次/d。其他上、下泌尿道感染，1～2 g/次，1次/d，可根据病情加至2 g/12 h。下呼吸道感染，1 g/12 h，可根据病情加至2 g/12 h。淋病，250～500 mg/次，1次/d。肾功能受损病人，首次剂量同上，进一步治疗调整剂量，肌酐清除率10～30 ml/min，1～2 g/d；肌酐清除率<10 ml/min，0.5～1 g/d。

【注意】

（1）不良反应：可见过敏反应：荨麻疹、药物热和可能危及生命的严重急性过敏反应；胃肠道反应：恶心、呕吐和腹泻。在治疗过程中治疗后最初几周内，如出现严重的持续性腹泻，应考虑有假膜性肠炎的可能；对肝功能的影响：血清转氨酶（ALT、AST、γ-GT、ALP、LDH）及胆红素升高；血液系统反应：血小板计数减少，嗜酸性粒细胞计数增加，极少见溶血性贫血；肾脏：少见血清肌酐和尿素氮的暂时性升高。局部反应：注射部位可能出现炎症反应和疼痛。

（2）对头孢菌素类过敏者禁用。

（3）与青霉素或其他β-内酰胺类抗生素存在交叉过敏的可能。

（4）疗程超过10 d时应监测血象。

（5）本品溶解后应尽早使用，室温下保存不超过6 h，2～8℃冰箱中不得超过24 h。在葡萄糖溶液中不能长期保持稳定，应立即注射。不易溶解于乳酸钠溶液中。

（6）不能与其他抗生素在同一溶液内混合。

【制剂与规格】注射剂型：康丽能（注射用），1 g，500 mg。

十二、头孢硫脒 Cephathiamidine

【应用】第一代头孢菌素。用于敏感的G+菌和G-菌所引起的呼吸道感染、创伤及外科感染、皮肤及软组织感染、尿路感染、耳鼻喉感染、心内膜炎和败血症。尤其适用于由金黄色葡萄球菌、表皮葡萄球菌、链球菌属或肠球菌等G+球菌所引起的各种中、重度感染的治疗。

【用法】临用前加灭菌注射用水或生理盐水适量溶解。肌注：500 mg / 次，2～3 次 / d，重症加倍；小儿 50 mg / (kg・d)，分 2～3 次，重症加倍。静滴：1 g / 次，2 次 / d，重症加倍；小儿 50 mg / (kg・d)，分 2 次，重症加倍。

【注意】

（1）不良反应：偶有过敏反应发生，症状为荨麻疹、哮喘、皮肤瘙痒等，偶见非蛋白氮和丙氨酸氨基转氨酶升高。

（2）对青霉素过敏者慎用。

【剂型与规格】注射剂型：仙力素（注射用），500 mg。

十三、头孢尼西 Cefonicid

【应用】第二代头孢菌素。用于敏感菌引起的下呼吸道感染、尿路感染、败血症、皮肤软组织感染、骨和关节感染。也可用于手术预防感染。

【用法】有较长的半衰期，给予 1 g 能维持 24 h 对敏感菌达到治疗浓度。成人通常 1 g / d，肌注、静注或静滴。

【注意】

（1）不良反应：注射部位反应：疼痛不适，静脉注射部位有烧灼感、静脉炎；血管系统：血小板增加、嗜酸性粒细胞增多；肝功能检查异常：碱性磷酸酶增加，血清转氨酶增加，乳酸脱氢酶增加，谷氨酰转肽酶增加。

（2）对头孢菌素类药物过敏的病人禁用。

（3）有青霉素过敏史或其他药物过敏史者应慎用，对麻醉药品过敏者禁止使用利多卡因作溶剂。

（4）长期使用应注意二重感染。

（5）本品治疗开始和治疗中可引起肠道紊乱，严重的导致假膜性结肠炎、出现腹泻时应引起警惕。一旦出现，轻度停药即可，中重度病人应给予补充电解质、蛋白质以及适当的抗生素治疗。

（6）重症病人在大剂量给药或合用氨基糖苷类抗生素治疗时，必须经常注意。肾功能情况。

【制剂与规格】注射剂型：卫乐新（注射用），500 mg；博正（注射用），500 mg。

十四、头孢哌酮 Cefoperazone

【应用】第三代头孢菌素，抗菌性能与头孢噻肟相似。对 G+菌作用较弱，仅溶血性链球菌和肺炎球菌较为敏感。对大多数 G－作用略次于头孢噻肟，对铜绿假单胞菌的作用较强。用于治疗由敏感细菌所引起的呼吸道、泌尿道、腹膜、胸膜、皮肤及软组织感染，骨和关节、五官等部位的感染，也可用于败血症和脑膜炎等。

【用法】肌注、静注、静滴：成人 2～4 g / d，严重感染可 6 g / d，分 1～2 次。儿童 50～150 mg / (kg • d)，分 2～4 次。

【注意】

（1）不良反应：皮疹、发热、腹泻、暂时性嗜酸性粒细胞增多以及恶心、呕吐、稀便等。

（2）对头孢类抗生素过敏者禁用。肝功能不全及胆道阻塞者禁用。

（3）可干扰维生素 K 的代谢，造成出血倾向，大剂量用药时尤应注意。

（4）尚可改变血象，造成肝、肾损害和导致胃肠道反应。

【制剂与规格】注射剂型：麦道必（注射用），1 g。

十五、头孢哌酮一舒巴坦 Cefoperaone-Sulbactam

【应用】头孢哌酮为第三代头孢菌素，对 G+菌和 G-菌均有较强作用。舒巴坦是不可逆性的β内酰胺酶抑制剂，两者合用具有极为显著的协同作用。用于治疗敏感菌所致的呼吸道感染、生殖泌尿道感染、腹膜炎、胆囊炎、胆管炎和其他腹腔内感染、败血症、脑膜炎、皮肤软组织感染、骨骼及关节感染等。

【用法】肌注、静滴：成人 1～2 g / 12 h，严重或难治性感染可 8 g / d；儿童 40～80 mg / (kg • d)，严重或难治性感染可 160 mg / (kg • d)，分 2～4 次。静滴时以 5%葡萄糖或生理盐水 50～100 ml 溶解，滴注 30～60 min。肌注时以适量注射用水溶解后，再以

2%利多卡因注射液稀释，使最终溶液的利多卡因浓度为0.5%。舒巴坦最大4 g / d。

【注意】

（1）本品为复方制剂。注射剂每1.5 g含头孢哌酮1 g，舒巴坦500 mg；每750 mg含头孢哌酮500 mg，舒巴坦250 mg。

（2）不良反应：腹泻、恶心、呕吐、过敏反应、中性粒细胞减少、头痛、发热、注射部位疼痛及转氨酶、碱性磷酸酶和血胆红素一过性升高。

（3）对青霉素或头孢菌素类过敏者禁用。

（4）肝、肾功能障碍者，应适当调整剂量。

（5）长期大剂量应用，应适当加服维生素K、B。

（6）治疗期间及停药后1周内避免含乙醇（酒精）饮料。

（7）孕妇、乳母、婴幼儿慎用。

（8）避免起始就用乳酸林格液或盐酸利多卡因溶液配制，亦不可与氨基糖苷类注射液直接混合。

【制剂与规格】注射剂型：舒普深（注射用），1.5 g；利君派舒（注射用），750 mg。

十六、头孢匹胺 Cefpiramide

【应用】第三代头孢菌素。对许多G+菌包括葡萄球菌和肠球菌有效；对G-菌和厌氧菌也有效，其中对铜绿假单胞菌有较好活性。适用于对本品敏感细菌引起的中重度感染：败血症、呼吸道感染、泌尿道感染、生殖器感染、肝胆管感染、腹膜炎（与甲硝唑或克林霉素合用）。

【用法】肌注或静滴：成人1～2 g / d，难治性或严重感染时可4 g / d，分2次；儿童30～80 mg / (kg・d)，难治性或严重感染时可150 mg / (kg・d)，分2～3次。静滴时用10 ml注射用水溶解1 g后加入等渗葡萄糖溶液或生理盐水中静滴，30～60 min内滴完。肌注时1 g溶于1%利多卡因6 ml中，注射于臀部外上侧，左右两侧各注射3 ml。

【注意】

（1）不良反应：可见过敏反应，严重时可发生过敏性休克，胃肠道不适，血象改变，头痛，维生素 K 缺乏症状，血尿素氮、血清肌酐升高，少尿，出现尿蛋白等。

（2）已知对本品和其他头孢菌素类抗生素过敏者禁用。

（3）严重肝、肾功能不全者，高龄者、卟啉症病人对青霉素过敏或易产生过敏反应者慎用。

（4）妊娠及哺乳期妇女、早产儿和新生儿中使用本品的安全性未确定。

（5）使用本品期间应避免饮酒。

（6）本品溶液中不能配伍其他药物。

【制剂与规格】注射剂型：爱民欣（注射用），1 g，海丽（注射用），500 mg。

十七、头孢匹罗 Cefpirome

【应用】第四代头孢菌素。适用于对本品敏感的葡萄球菌、链球菌、粪肠球菌属、消化链球菌属、布兰汉球菌属、大肠菌属、柠檬酸杆菌属、克雷伯菌属、肠杆菌属、沙雷菌属、变形菌属、摩根菌属、普罗威登斯菌属、假单胞菌、流感嗜血杆菌、不动杆菌属和拟杆菌属等引起的以下感染：败血症、感染性心内膜炎、淋巴管（结）炎、肛门周围脓肿、外伤和手术创伤等（浅表性）二次感染、咽喉炎、急性支气管炎、扁桃体炎、支气管扩张（感染时）、慢性呼吸道疾病的二次感染、肺炎、肺脓肿、脓胸、肾盂肾炎、膀胱炎、前列腺炎、胆囊炎、胆管炎、肝脓肿、腹膜炎、骨盆腹膜炎、直肠子宫凹陷脓肿、子宫内感染、子宫旁结缔组织炎、前庭大腺炎和髓膜炎。

【用法】静滴：每 0.5～1 g 溶于 0.9%氯化钠注射液 50~100 ml 或 5%葡萄糖注射液 50～100 ml 中。成人 1～2 g / d，分 2 次；难治或重症感染可 4 g / d，分 2～4 次。小儿 60～80 mg / (kg・d)，分 3～4 次；难治性或重症感染可 160 mg / d，分 3～4 次。脑膜炎者可 200 mg / (kg・d)。

【注意】

（1）不良反应：可见休克、发疹、发热、淋巴结肿胀、嗜酸性粒细胞增多、贫血、颗粒白细胞减少、血小板减少、肾损害及 ALT、AST、胆红素、ALP、γ -GT 升高；假膜性肠炎、食欲不振、呃气、呕吐、腹痛、间质性肺炎、PIE 症候群、维生素 K 缺乏症、维生素 B 缺少症、菌群交替症、眩晕、味觉异常、意识障碍、头痛、发热、恶寒、倦怠感、发汗、口渴、血管痛等。

（2）对头孢菌素过敏者及有青霉素过敏性休克或即刻反应史者禁用。

（3）对青霉素类抗生素有过敏既往史者慎用。

（4）本人或双亲、兄弟中有易引起气管哮喘、发疹过敏体质者慎用。

（5）重度肾损害者慎用。

（6）全身状况不良者有时往往会出现维生素 K 缺乏症。

（7）孕妇及哺乳期妇女用药安全性未确立。

（8）儿童用药安全性未确立。

（9）本药只用于静脉点滴。

（10）静脉大量给药，有时会引起静脉炎，故要充分注意输液配制、注射部位和注射方法等。

（11）药物溶解后要迅速使用。

（12）本剂与硫喷妥钠配合使用时，溶液往往很快变浑浊，故应避免配伍用药；与盐酸苯海拉明、碘化钙和盐酸罂粟碱配伍使用时，随着存放时间的推移，药物效价往往会显著降低，故配伍后要迅速使用。

【制剂及规格】注射剂型：头孢匹罗（注射用），250 mg。

十八、头孢曲松 Ceflriaxone

【应用】第三代头孢菌素，作用类似头孢噻肟，对 G+菌作用增强，对 G+菌有中度的抗菌作用，对第一代头孢菌素耐药的 G-菌仍有效。用于敏感菌所致的肺炎、支气管炎、腹膜炎、胸膜炎，以及皮肤和软组织、尿道、胆道、骨及关节、五官、创面等的感染。还可用于败血症和脑膜炎。

【用法】一般感染，1 g / d，1 次肌注或静注。严重感染，2 g / d，分 2 次。脑膜炎，100 mg / (kg・d)（不超过 4 g / d），分 2 次。淋病，单次 250 mg 肌注。儿童按成人量的 1 / 2 给予。肌注时用适量 0.5%利多卡因液溶解，作深部肌注。静注时 1 g 用注射用水 10

ml 溶解，缓慢注入，历时 2～4 min。静滴时用生理盐水或 5%～10%葡萄糖液 50～100 ml 溶解，0.5～1 h 内滴入。

【注意】

（1）不良反应：可见胃肠道反应、皮疹、瘙痒、水肿、多形性红斑等过敏反应，嗜酸性粒细胞增多，血小板、白细胞、粒细胞减少，头痛、眩晕等。青少年、儿童使用本品，偶可致胆结石，但停药后可消失。

（2）对头孢菌素类药物过敏者禁用。对青霉素过敏者慎用。

（3）与氨基糖苷类药物合用时，不能混于同一容器中，应分别注射并注意肾功能的改变。

（4）肾功能损害者不能合用强利尿剂。

（5）现配现用，若溶液变深黄或棕色，即不能用。

（6）不能与碳酸氢钠混合使用。

【制剂与规格】注射剂型：头孢曲松（注射用），1 g；安塞隆（注射用），1 g。

十九、头孢噻吩 Cefalotin

【应用】第一代头孢菌素。对 G+菌作用与第一代头孢菌素近似或较弱，对 G-菌作用较强。适用于敏感菌所致的呼吸道、泌尿道、骨和关节、皮肤和软组织、腹腔、胆道、五官、生殖器等部位的感染，对烧伤、外伤引起的感染以及败血症、中枢感染也有效。

【用法】成人肌内或静脉注射：0.5～1 g / 6 h；严重感染可 6～8 g / d。预防手术后感染，于术前 0.5～1 h 用 1～2 g，手术时间超过 3 h 者可于手术期间给予 1～2 g，根据病情可于术后 1 次 / 6 h，术后 24 h 内停药，如为心脏手术、人工关节成形术等，预防性应用可于术后维持 2 d。成人不超过 12 g / d。小儿 50～100 mg / (kg・d)，分 4 次；1 周内的新生儿 20 mg / (kg・12 h)；1 周以上者 20 nag / (kg・8 h)。肾功能减退者，肌酐清除率小于 10 ml / min、25 ml / min、50 ml / min 和 80 ml / min 时，每 6 h 给予的剂量分别为 0.5 g、1 g、1.5 g 和 2 g。无尿病人的维持剂量为 1.5g/d，分 3 次。血液透析和腹膜透析能有效地清除本品，透析期间为维持有效血药浓度，1 g / 6～12 h。

【注意】

（1）不良反应：可见皮疹、嗜酸性粒细胞增多、药物热、血清病样反应等过敏反应。过敏性休克极少发生。恶心、呕吐等胃肠道不良反应少见。可发生由艰难梭菌所致的腹泻和假膜性肠炎。粒细胞减少和溶血性贫血偶可发生。肌内注射局部疼痛较为多见，可有硬块、压痛和温度升高。大剂量或长时间静脉滴注头孢噻吩后血栓性静脉炎的发生率可高达20%。高剂量时可发生惊厥和其他中枢神经系统症状，肾功能减退者尤易发生。大剂量使用本品可发生脑病。

（2）有头孢菌素过敏和青霉素过敏性休克史者禁用。

（3）对肾功能减退病人应在减少剂量情况下谨慎使用。因本品部分在肝脏代谢，因此肝功能损害病人也应慎用。胃肠道疾病史者慎用。

（4）孕妇用药需有确切适应证。本品可经乳汁排出，哺乳期妇女应用时虽尚无发生问题的报道，但应用本品时宜暂停哺乳。

（5）与强利尿药、氨基糖苷类和其他具肾毒性药物联合应用可增加肾毒性。

（6）与下列药物有配伍禁忌：硫酸阿米卡星、庆大霉素、卡那霉素、妥布霉素、新霉素、盐酸金霉素、盐酸四环素、盐酸土霉素、黏菌素甲磺酸钠、硫酸多黏菌素B、葡萄糖酸红霉素、乳糖酸红霉素、林可霉素、磺胺异硝唑、氨茶碱、可溶性巴比妥类、氯化钙、葡萄糖酸钙、盐酸苯海拉明和其他抗组胺药、利多卡因、去甲肾上腺素、间羟胺、哌甲酯、琥珀胆碱、青霉素、甲氧西林、氢化可的松琥珀酸钠、苯妥英钠、丙氯拉嗪、维生素B族和维生素C、水解蛋白。

【制剂与规格】注射剂型：锋赛星（注射用），1 g。

二十、头孢噻肟 Cefotaxime

【应用】第三代头孢菌素。对G+菌的活性较强，产青霉素酶和不产青霉素酶金葡菌、凝固酶阴性葡萄球菌、化脓性链球菌、肺炎链球菌、B组溶血性链球菌、草绿色链球菌、表皮葡萄球菌、白喉杆菌、炭疽杆菌对本品皆相当敏感。肠球菌属、耐甲氧西林葡萄球菌、李斯特菌和奴卡菌耐药。流感嗜血杆菌、脑膜炎奈瑟菌、卡他莫拉菌和淋病奈瑟菌对本品高度敏感，部分大肠杆菌、克雷伯菌属、沙门菌属、志贺菌属、变形杆菌属菌株对本品多中度敏感，其余 G-菌则多数耐药。G+厌氧菌对本品敏感，脆弱拟杆菌对本品耐药。适用于耐青霉素金葡菌（甲氧西林耐药者除外）和敏感 G-杆菌所致的呼吸道感染、软组织感染、尿路感染、败血症等。本品不宜用于细菌性脑膜炎病人。

【用法】肌注、静注、静滴：成人及 12 岁以上儿童，一般感染，1 g/次，2 次 / d；中度或较重感染，3～6 g / d，分 3 次；败血症 6～8 g / d，分 3～4 次；极严重感染不超过 12 g / d，分 6 次。小儿 50～100 mg / (kg·d)，分 2～3 次。

【注意】

（1）不良反应：可见皮疹、发烧、瘙痒、消化道症状。其他还有头重感、静脉炎，嗜酸性粒细胞增多、白细胞减少，转氨酶升高。静注可引起静脉炎，肌注局部疼痛。长期用药可致二重感染。

（2）对头孢菌素类药物过敏者禁用。对青霉素过敏者慎用。

（3）妊娠期前 3 个月妇女最好不用。

（4）婴幼儿不得肌注。

（5）与氨基糖苷类药物合用时，不能混于同一容器中，应分别注射并注意肾功能的改变。

（6）肾功能损害者不能合用强利尿剂。

（7）现配现用，若溶液变深黄或棕色，即不能用。

（8）不能与碳酸氢钠混合使用。

【制剂与规格】注射剂型：治菌必妥（注射用），2 g。

第三节　碳青霉烯类

一、法罗培南 Faropenem

【应用】用于由葡萄球菌、链球菌、肺炎球菌、肠球菌、卡他莫拉克菌、大肠杆菌、柠檬酸杆菌、克雷伯菌属、肠杆菌、奇异变形杆菌、流感嗜血杆菌、消化链球菌、痤疮短棒菌苗、拟杆菌等敏感菌所致的泌尿系统感染、呼吸系统感染、生殖系统感染、皮肤感染、淋巴管炎、淋巴结炎、乳腺炎、肛周脓肿、外伤、烫伤、手术创伤等继发性感染、泪囊炎、睑腺炎、睑板腺炎、角膜炎（含角膜溃疡）、外耳炎、中耳炎、鼻窦炎、牙周组织炎、牙周炎等。

【用法】口服：浅表性皮肤感染症、深层皮肤感染症、淋巴结炎、慢性脓皮病、乳腺炎、肛周脓肿、外伤、烫伤和手术创伤等（浅表性）二次感染、咽喉炎、急慢性支气管炎、扁桃体炎、子宫附件炎、子宫内感染、前庭大腺炎、眼睑炎、睑腺炎、泪囊炎、睑板腺炎、角膜炎、角膜溃疡、外耳炎、牙周炎等，成人 150～200 mg / 次，3 次 / d。肺炎、肺脓肿、肾盂肾炎、膀胱炎（除单纯性膀胱炎外）、前列腺炎、睾丸炎、中耳炎、鼻窦炎等，成人 200～300 mg / d，3 次 / d。

【注意】

（1）不良反应：腹泻、腹痛、稀便、发疹、恶心、ALT 上升、AST 上升、嗜酸性粒细胞增多等。严重的可见休克、急性肾功能不全、假膜性肠炎、皮肤黏膜炎综合征（Stevens-Johnson 综合征）、中毒性表皮坏死症（Lyell 综合征）、间质性肺炎、肝功能不全、黄疸、细胞缺乏症、横纹肌溶解。

（2）对本品过敏者禁用。

（3）对青霉素类、头孢菌素类或碳青霉烯类药物曾有过敏史的病人慎用。

（4）本人或亲属为易于发生支气管哮喘、发疹、荨麻疹等变态反应症状体质者慎用本品。

（5）经口摄取不良者或正接受非口服营养疗法的病人、全身状态不良者（有时会出现维生素 K 缺乏症，故需给予充分观察）慎用本品。

（6）亚胺培南-西司他丁可导致本药血药浓度提高。

（7）呋塞米可使本药肾毒性增强。

（8）孕妇用药的安全性尚未确立。因本药可进入乳汁，使用本药期间避免哺乳。

（9）儿童用药的安全性尚未确立。

【制剂与规格】口服剂型：君迪片，200mg×12 片。

二、美罗培南 Meropenem

【应用】对 G+菌、G－菌均敏感，尤其对 G-菌有很强的抗菌活性。肠杆菌属、铜绿假单胞菌、全部嗜血菌（包括耐氨苄西林菌株）、淋球菌对本品高度敏感。表皮葡萄球菌、腐生葡萄球菌和其他凝固酶阴性葡萄球菌对本品敏感。粪肠球菌的大多数菌株对本品高度或中度敏感。本品可抑制几乎全部的脆弱拟杆菌。厌氧菌如消化链球菌属、短棒菌属、放线菌属等也对本品敏感。适用于成人和儿童由单一或多种对本品敏感的细菌引起的感染：肺炎（包括院内获得性肺炎）、尿路感染、妇科感染（如子宫内膜炎和盆腔炎）、皮肤软组织感染、脑膜炎、败血症。对于中性粒细胞减少或原发性、继发性免疫缺陷的婴儿，目前尚无本品的使用经验。

【用法】静脉推注时应使用无菌注射用水配制，浓度约 50 mg / ml，推注时间应大于 5min，静脉滴注时间大于 15～30 min。可使用下列溶液溶解：0.9%氯化钠溶液、5%或 10%葡萄糖溶液、5%葡萄糖溶液（碳酸氢钠浓度 0.02%）、0.9%氯化钠溶液和 5%葡萄糖溶液、5%葡萄糖溶液（氯化钠浓度 0.225%）、5%葡萄糖溶液（氯化钾浓度 0.15%）、25%或 10%甘露醇溶液。推荐剂量：肺炎、尿路感染、妇科感染（如子宫内膜炎）、皮肤或软组织感染，500 mg / 8 h，静滴。院内获得性肺炎、腹膜炎、中性粒细胞减少者的合并感染、败血症的治疗，1 g / 8 h，静滴。脑膜炎患者，2 g / 8 h，静滴。肾功能不全成人的剂量调整：肌酐清除率<51 ml / min 病人按下面的规定减少剂量：

肌酐清除率（ml / min）	剂　量	时间间隔
26～50	1 个单位剂量	每 12 h
10～25	1 / 2 个单位剂量	每 12 h
10	1 / 2 个单位剂量	每 24 h

【注意】

（1）主要不良反应：皮疹、腹泻、软便、恶心、呕吐。另外实验室检查值主要异常有 AST 升高，ALT 升高，ALP 升高，嗜酸性粒细胞增多。严重不良反应：过敏性休克，急性肾衰等严重肾功能障碍，伴有血便的重症结肠炎如假膜性肠炎等，间质性肺炎、PZF 综合征，痉挛、意识障碍等中枢神经系统症状，中毒性表皮坏死症（Lyell 综合征），Stevens Johnson 综合征，全血细胞减少，无粒细胞症，白细胞减少，肝功能障碍，黄疸，在同类药品中还有溶血性和血栓性静脉炎的报道。其他不良反应：过敏反应：荨麻疹、发热感、红斑、瘙痒、发热、发红；血液系统：粒细胞减少，血小板增多或减少，淋巴细胞增多，嗜酸粒细胞增多，红细胞、血红蛋白和血细胞比容降低等；神经精神：头痛、倦怠感；肝：LDH、γ-GTP、胆红素、尿胆素原升高以及黄疸；肾：β2 微球蛋白升高，BWN、Cr 上升；消化系统：腹痛，食欲不振，口内炎，念珠菌感染，维生素 K 缺乏症状，维生素 B 缺乏症状。

（2）对本品成分及其他碳青霉烯类抗生素过敏者禁用，使用丙戊酸的病人禁用。

（3）对严重肝、肾功能障碍病人慎用。

（4）有癫痫史或中枢神经系统功能障碍的病人慎用。

（5）对青霉素或其他β内酰胺类抗生素过敏感染者也可对本品呈现过敏，应慎用。

（6）本品不推荐用于耐甲氧西林葡萄球菌引起的感染。

（7）治疗铜绿假单胞菌感染时，应常规进行药物敏感试验。

（8）对进食不良或非经口营养的病人、全身状况不良的病人以及老年人慎用。

（9）肝病者使用本品应认真监测病人的肝功能。

【制剂与规格】注射剂型：倍能（注射用），500 mg。

三、亚胺培南-西司他丁　Imipenem-Cilastatin

【应用】亚胺培南对 G+、G-菌（需氧和厌氧）均有抗菌作用，抗菌谱包括铜绿假单胞菌、金黄色葡萄球菌、粪肠球菌和脆弱拟杆菌在内的不同种类的病原体。西司他丁阻断亚胺培南在肾脏内的代谢。用于敏感菌所致的腹腔内感染、泌尿生殖道感染、妇科感染、下呼吸道感染、皮肤和软组织感染、骨和关节感染、败血症及心内膜炎。

【用法】静滴：1～2 g / d，分 3～4 次，可增至 4g/d 或 50 mg / (kg·d)，在两者中选择较低剂量的方法使用，不超过 4 g / d 或 50 mg / (kg·d)。

【注意】

（1）本品为复方制剂。注射剂每 500 mg 含亚胺培南 500 mg，西司他丁 500 mg。

（2）不良反应：静脉输注速度太快引起的血栓静脉炎，肌内注射引起的局部疼痛、红斑、硬结等。其他有氨基转移酶、血胆红素或碱性磷酸酶升高、血肌酐和血尿素氮升高。儿童用本药时常可发现红色尿，这是由于药物引起变色，并非血尿。可有神经系统方面的症状，如肌痉挛、精神障碍等。可引起恶心、呕吐、腹泻等胃肠道症状，偶可引起假膜性肠炎。可有嗜酸性粒细胞增多、白细胞减少、中性粒细胞减少、血小板减少或增多、血红蛋白减少等，并可致抗人球蛋白（Coombs）试验阳性。可致过敏反应，如皮肤瘙痒、皮疹、荨麻疹、药热等。

（3）过敏体质者慎用。孕妇、哺乳期妇女、儿童慎用。

（4）有神经系统疾病病人应严格按照推荐剂量使用。

【制剂与规格】注射剂型：泰能（注射用），500 mg。

第四节　其他β内酰胺类

一、拉氧头孢 Latamoxef

【应用】本品对β-内酰胺酶极为稳定，对 G-菌和厌氧菌具有强大的抗菌力。对 G+菌作用略弱，对铜绿假单胞菌亦有一定的抗菌作用。用于敏感菌引起的严重感染，如败血症、脑膜炎、呼吸系统感染症、消化系统感染症、腹腔内感染症、泌尿系统及生殖系统感染、皮肤及软组织感染、骨、关节感染及创伤感染等。

【用法】静滴、静注或肌注：成人 1～2 g / d，分 2 次；小儿 40～80 mg / (kg·d)，分 2～4 次，难治性或严重感染时，成人可 4 g / d，小儿可 150 mg / (kg·d)，分 2～4 次。静注时，本品 0.5 g 以 4 ml 以上的灭菌注射用水、5%葡萄糖注射液或 0.9%氯化钠注射液充分摇匀溶解；肌注时，以 0.5%利多卡因注射液 2～3 ml 充分摇匀溶解。溶解后尽快使用，需保存时，冰箱内保存于 72 h 以内，室温保存于 24 h 以内使用。

【注意】

（1）不良反应：皮疹、荨麻疹、瘙痒、恶心、腹泻、腹痛等，偶有转氨酶（ALT、AST）升高，停药后均可自行消失，很少发生过敏性休克。

（2）对本品及头孢菌素类药物有过敏反应史者禁用。

（3）对青霉素过敏者及肾功能损害者慎用。

（4）孕妇慎用，哺乳妇女服药期间不宜哺乳。

（5）静脉内大量注射时，应选择合适部位，缓慢注射，以减轻对管壁的刺激及减少静脉炎的发生。

（6）与抗凝血药以及影响血小板聚集药物合用可增加出血倾向。

（7）不宜与强效利尿药合用，以免增加肾毒性。

【制剂与规格】注射剂型：拉氧头孢（注射用），500 mg。

二、头孢咪唑 Cefmetazole

【应用】具有广泛的抗 G-、G+及厌氧菌作用。对金葡菌、大肠杆菌、肺炎杆菌、变形杆菌、拟杆菌属、消化球菌属及消化链球菌属均有较强抗菌作用。用于敏感菌所致的败血症、呼吸系统感染、胆道感染、腹膜炎、泌尿系统感染、子宫感染，同时也适用于对青霉素、头孢菌素及氨基糖苷类无效的感染症。

【用法】静注、静滴：成人 1～2 g / d，重症可 4 g / d，分 2 次。儿童每日 25～100mg / kg，重症可 150 mg / (kg·d)，分 2～4 次。

【注意】

（1）不良反应：皮疹、荨麻疹、瘙痒、药热等过敏反应，偶致 BUN 升高、嗜酸性粒细胞增多、红细胞及白细胞减少，转氨酶及碱性磷酸酶上升。消化系统不良反应有恶心、呕吐、腹泻等症，极少数病例可致假膜性肠炎，也可致念珠菌二重感染。

（2）对本品过敏者禁用。

（3）对其他头孢菌素过敏或有过敏体质者、严重肾功能损害病人、经口摄食不足病人或非经口维持营养病人、全身状态不良病人慎用。

（4）为防止过敏反应特别是过敏性休克，用药前应仔细问诊并进行皮试为宜。

（5）勿与利尿剂合用。

（6）本药可干扰乙醇正常代谢。

【制剂与规格】　注射剂型：美之全（注射用），500 mg；头孢咪唑（注射用），1 g。

三、头孢米诺 Oefminox

【应用】适应证包括对本品敏感的链球菌属（肠球菌除外）、大肠杆菌、肺炎克雷伯菌、变形杆菌、流感嗜血杆菌、拟杆菌属细菌所引起的下列感染：呼吸系统感染；如扁桃体炎、扁桃体周脓肿、支气管炎，细支气管炎、支气管扩张并发感染、慢性呼吸道疾患继发感染、肺炎、肺化脓症等；泌尿生殖系统感染：如肾盂肾炎、膀胱炎等；腹腔感染：如胆囊炎、胆管炎、腹膜炎等；盆腔感染：如盆腔腹膜炎、子宫附件炎、子宫内感染、盆腔炎、子宫旁组织炎等；其他：如败血症等。

【用法】仅用于静脉注射或静脉滴注给药。静注：每 1 g 可用 20 ml 注射用水、5%～10%葡萄糖注射液或 0.9%氯化钠注射液溶解。静滴：每 1 g 药物可用 100～500 ml 5%～10%葡萄糖注射液或 0.9%氯化钠注射液溶解，滴注 1～2 h。推荐剂量：成人 1 g / 次，2 次 / d。对于败血症，难治症及重感染症，可 6 g / d，分 3～4 次。儿童 20 mg / (kg • d)，3～4 次 / d。

【注意】

（1）严重不良反应：休克、全血细胞减少症、假膜性肠炎。同类药物观察到的副作用：皮肤黏膜炎综合征、中毒性表皮坏死症、急性肾衰竭、溶血性贫血、间质性肺炎、PIE 综合征。其他副作用：过敏症、肾脏毒性、肝脏毒性、血液异常、消化道不良反应、菌群交替症、维生素缺乏症等。

（2）禁用于对头孢米诺或头孢烯类抗生素有过敏反应的病人。

（3）对β-内酰胺类抗生素有过敏史的病人慎用。本人或者双亲、兄弟有支气管哮喘皮疹、荨麻疹等过敏体质者慎用。严重肾功能损害者慎用。经口摄食不足病人或非经口维持营养病人、全身状态不良病人（有可能出现维生素 K 缺乏症状） 慎用。

（4）肾功能不全可调整剂量使用。

（5）饮酒可能引起颜面潮红、心悸、眩晕、头痛、恶心等，故用药期间及用药后至少 1 周避免饮酒。

（6）本品应临时配制，溶解后尽快使用。

【制剂与规格】注射剂型：哲通（注射用），500 mg；凌诺（注射用），1 g。

四、头孢西丁 Gofoxitin

【应用】抑制细菌细胞壁合成而杀灭细菌，且由于本品结构上的特点使其对细菌产生的β内酰胺酶具有很高的抵抗性。下列临床常见 G+、G－需氧及厌氧致病菌对本品高度敏感。

（1）需氧菌：

1)G+球菌：葡萄球菌（包括凝集酶阳性、阴性和产青霉素酶的菌株）、A 组乙型溶血性链球菌、B 组乙型溶血性链球菌、肺炎链球菌、其他链球菌中 D 组链球菌。

2)G-球菌：淋病（奈瑟）球菌、脑膜炎（奈瑟）菌。

3)G-杆菌：大肠杆菌、肺炎克雷伯菌、克雷伯菌属、奇异变形杆菌、变形杆菌（吲哚阳性）。

4）普通变形杆菌。

5）摩根变形杆菌：流感（嗜血）杆菌、黏质沙雷菌、普罗威登菌、沙门杆菌及志贺菌。

（2）厌氧菌：

1)G+球菌：肠球菌、粪链球菌、微需氧链球菌。

2)G+杆菌：产气荚膜梭状芽孢杆菌、梭状芽孢杆菌、真杆菌、痤疮短棒菌苗。

3)G-球菌：韦永球菌。

4)G-杆菌：脆弱拟杆菌、黑色素拟杆菌、类杆菌（包括青霉素敏感和青霉素耐药菌种）、梭形杆菌。

对下列细菌敏感度视菌株需作药敏试验而定：不动杆菌属硝酸盐阴性杆菌、粪产碱杆菌、枸橼酸杆菌、肠杆菌。对铜绿假单胞菌、肠球菌大多数菌株，阴沟杆菌等耐药。

适用于对本品敏感的细菌引起的下列感染：上下呼吸道感染、泌尿道感染包括无并发症的淋病、腹膜炎以及其他腹腔内、盆腔内感染，败血症（包括伤寒）、妇科感染，骨、关节软组织感染。

【用法】肌注、静注或静滴：成人 1～2 g / 6～8 h。或根据致病菌的敏感程度及病情调整剂量，单纯性感染（肺炎、泌尿系感染、皮肤感染），1 g / 6～8 h，肌注或静滴。中、重度感染：1 g / 4 h 或 2 g / 6～8 h，静滴。需大剂量抗生素治疗的感染（如气性坏疽）：2 g / 4 h 或 3 g / 6 h，静滴。肾功能不全者：肌酐清除率 50～30 ml / min，1～2 g / 8～12 h；肌酐清除率 29～10ml / min，1～2 g / 12～24 h；肌酐清除率 9～5 ml / min，0.5～1 g / 12～24 h；肌酐清除率 5 ml / min，0.5～1 g / 24～48 h。肌注时每 1 g 溶于 0.5%盐酸利多卡因 2 ml；静注时每 1 g 溶于 10 ml 无菌注射用水；静滴时每 1～2 g 溶于 50～100ml 生理盐水或 5%～10%葡萄糖注射液中。

【注意】

（1）不良反应：可见局部反应，静注后血栓性静脉炎，肌注后局部硬结压痛。偶见变态反应（皮疹、瘙痒、嗜酸性细胞增多、发热、呼吸困难等）、低血压、腹泻、恶心、呕吐、白细胞减少、血小板减少、贫血以及 ACT、AST、ALP、LDH、BUN 或血清 Cr 值一过性升高。

（2）对本品及头孢菌素类抗生素过敏者禁用。

（3）青霉素过敏者、肾功能损害者及有胃肠疾病史（特别是结肠炎）者慎用。

【制剂与规格】注射剂型：派秦（注射用），1 g；达力叮（注射用），2 g。

五、氨曲南 Aztreonam

【应用】通过与敏感需氧 G-菌细胞膜上青霉素结合蛋白 3（PBP3）的高度亲和而抑制细胞壁的合成。与大多数β内酰胺类抗生素不同的是它不诱导细菌产生β内酰胺酶，同时对细菌产生的大多数β-内酰胺酶高度稳定。对大多数需氧 G－菌具有高度的抗菌活性，如：大肠杆菌、克雷伯菌属的肺炎杆菌和奥可西托克菌、奇异变形杆菌、包括费氏枸橼酸杆菌的枸橼酸杆菌属、包括阴沟肠杆菌的肠杆菌属、嗜血流感杆菌（包括耐氨苄西林和其他产青霉素酶菌株)、铜绿假单胞菌和包括黏质沙雷菌的沙雷菌属。体外试验表明:氨曲南对嗜水气单胞菌、摩氏摩根菌、淋病奈瑟球菌（包括产青霉素酶菌株)、多杀巴斯德菌、普通变形杆菌，斯氏普罗威登菌、雷氏普罗威登菌等也具有良好的抗菌作用。氨曲南对某些除铜绿假单胞菌以外的假单胞菌属和不动杆菌属的抗菌作用较差，对葡萄球菌属、链球菌属等需氧G+菌以及厌氧菌无抗菌活性。用于新生儿败血症、泌尿道感染、下呼吸道感染、腹腔内败血症、脑炎、G-菌引起的院内感染、发烧且中性粒细胞减少的癌症病人。

【用法】婴儿：小于1周，30 mg / (kg·12 h)；1周～2岁，每6～8 h 30 mg / kg；2～12岁，每6～8 h 30 mg / kg，严重时可每6～8 h 50 mg / kg。

成人：

感染类型	每次剂量（g）	用药间隔（h）
中度全身性感染	1～2	8～12
严重的全身性或危及生命的感染	2	6～8
一般泌尿道感染	0.5～1	8～12
急性，无并发症的膀胱炎	1	单剂
急性，无并发症的淋病	1	单剂

【注意】

（1）不良反应：可见皮肤症状，如皮疹，紫癜，瘙痒等（共约2%)；消化道症状，如腹泻，恶心，呕吐，味觉改变，黄疸以及药物性肝炎（共约2%)；局部刺激症状，如血栓性静脉炎，注射部位肿胀（共约2.4%)；其他尚有神经系统症状，阴道炎，口腔损害，乏力，眩晕，出血等。

（2）对本品过敏者禁用。

（3）对青霉素和头孢菌素过敏者慎用。

（4）孕妇及哺乳妇女慎用。婴幼儿慎用。肝功能不全者慎用。

（5）本品对肝脏毒性不大，但对肝功能已损的病人应观察其动态变化。

【制剂与规格】注射剂型：海美兰（注射用)，1 g。

第五节　氨基糖苷类

一、阿米卡星 Amikacin

【别名】阿米卡星。

【应用】对大肠杆菌、铜绿假单胞菌、变形杆菌、克雷伯菌属、不动杆菌、枸橼酸杆菌、沙雷杆菌和大肠杆菌的部分菌株有良好的抗菌作用，主要用于对卡那霉素或庆大霉素耐药的 G-杆菌所致的尿路、下呼吸道、腹腔、软组织、骨和关节、生殖系统等部位的感染以及败血症。

【用法】肌注或静滴：7.5 mg/(kg·12 h)，不超过 1.5 g / d，可用 7～10 d。小儿首次 10 mg/kg，然后 7.5 mg / (kg·12 h)。

【注意】

（1）不良反应：耳毒性、肾毒性。可干扰正常菌群，长期应用可导致非敏感菌过度生长。

（2）肾功能减退、脱水、应用强利尿剂者及老年人应慎用。

（3）与青霉素类混合在体内、体外均可引起本品失活。

【制剂与规格】注射剂型：阿米卡星注射液，2 ml：200 mg 。

二、庆大霉素 Gentamicin

【应用】对多数 G-菌及 G+菌均有抑菌或杀菌作用。用于大肠杆菌、痢疾杆菌、肺炎克雷伯菌、变形杆菌、铜绿假单胞菌等 G-菌引起的系统或局部感染（对中枢感染无效）。

【用法】肌注或静滴：成人，80 mg(8 万 U) / 8 h 或 1～1.7 mg / （kg·8 h）或 5 mg / (kg·24 h)，疗程为 7～14 d。小儿，2.5 mg / （kg·12 h）或 1.7 mg / (kg·8 h)，疗程为 7～14 d，其间应尽可能监测血药浓度，尤其新生儿或婴儿。静滴时将一次剂量加入 50～200 ml 的 0.9%氯化钠注射液或 5%葡萄糖注射液中，药液浓度不超过 0.1%，应在 30～60 min 内缓慢滴入。肾功能减退者，肌酐清除率为 10～50 ml / min 时，每 12 h 给予正常剂量的 30%～70%；肌酐清除率<10 ml / min 时，每 24～48 小时给予正常剂量

的 20%～30%。血液透析后可按感染严重程度，成人一次给予 1～1.7 mg / kg，小儿（3 个月以上）一次给予 2～2.5 mg / kg。口服：缓释片，80 mg / 次，2 次 / d。鞘内及脑室内给药：成人 4～8 mg / 次，小儿（3 个月以上）1～2 mg / 次，1 次 / 2～3 d，注射时将药液稀释至不超过 0.2%的浓度，抽入 5 ml 或 10 ml 的无菌针筒内，进行腰椎穿刺后先使相当量的脑脊液流入针筒内，边抽边推，将全部药液于 3～5 min 内缓缓注入。

【注意】

（1）不良反应：蛋白尿、管型尿、尿中出现红细胞及白细胞、头晕、恶心、耳鸣、麻木、耳聋（我为永久性）等。

（2）肾功能不全者慎用。

(3)1 d 量宜分 2～3 次给药，以维持有效血药浓度，并减轻毒性反应。不应把 1 d 量集中在 1 次给予。

（4）对链球菌感染无效。

（5）有呼吸抑制，不可静注。

(6)10 mg＝1 万 U。

【制剂与规格】 口服剂型：瑞斯达缓释片，40 mg×24 片。注射剂型：庆大霉素注射液，2 ml：8 万 U。

三、依替米星 Etimicin

【应用】对大部分 G－和 G+菌有良好抗菌作用，尤其对大肠杆菌、肺炎克雷伯菌、沙雷菌属、奇异变形杆菌、沙门菌属、流感嗜血杆菌及葡萄球菌属等有较高的抗菌活性，对部分铜绿假单胞菌、不动杆菌属等具有一定抗菌活性。用于敏感菌引起的呼吸道感染、肾脏和泌尿生殖系统感染、皮肤软组织感染及创伤、手术前的感染治疗或预防性用药。

【用法】静滴：成人 200～300 mg / 次，2 次 / d，于 100ml 生理盐水或 5%葡萄糖注射液中静脉滴注 1 h，一般疗程 5～10 d。肾功能不良者应适当调整剂量。

【注意】

（1）不良反应：耳毒性和前庭毒性较轻，主要发生于肾功能不全的病人，个别病例可见肝、肾功能指标轻度升高，但停药后即恢复正常。罕见恶心、皮疹、静脉炎、心悸、胸闷及皮肤瘙痒。

（2）对本品及氨基糖苷类抗生素过敏者禁用。

（3）在治疗过程中仍应密切观察肾脏功能和第八对脑神经功能的变化，尤其是已明确或怀疑有肾功能减退者、大面积烧伤者、老年病人和脱水病人。

（4）避免与其他具有潜在耳、肾脏毒性药物联合使用。

（5）儿童慎用。

（6）哺乳期妇女在用药期间需暂时停止哺乳。

【制剂与规格】注射剂型：潘诺（注射用），50 mg；悉能注射液，2 ml：50 mg。

四、奈替米星 Netilmicin

【应用】对需氧G-杆菌有强大抗菌活性，抗菌谱与庆大霉素相似，对大肠杆菌、铜绿假单胞菌、吲哚阴性和阳性变形杆菌、克雷伯菌属、不动杆菌、枸橼酸杆菌，以及沙雷杆菌和肠杆菌的部分菌株有良好的抗菌作用。对于结核分枝杆菌、非典型性分枝杆菌和金黄色葡萄球菌（产酶和不产酶株）也有良好的抗菌作用。其他G+菌（包括粪链球菌）、厌氧菌、立克次体、真菌和病毒均对本品不敏感。本品对氨基糖苷乙酰转移酶AAC（3）稳定，因此能产生该酶而耐卡那霉素、庆大霉素、妥布霉素和西索米星等的菌株对本品敏感。本品与β内酰胺类联合用药常可获得协同作用。

【用法】肌注及静滴：成人，1.3～2.2 mg /（kg•h）或2～3.25 mg /(kg•12 h)；复杂性尿路感染，1.5～2mg /(kg•12 h)，疗程均为7～14 d，不超过7.5mg /（kg•d）血液透析后应补给1 mg / kg。小儿，6周以内，2～3 mg /(kg•12 h)；6周～12岁，1.7～2.3 mg /（kg•8 h）或2.5～3.5 mg /(kg•12 h)，疗程均为7～14 d。静滴时用50～200 ml 09%氯化钠注射液、5%葡萄糖注射液或其他灭菌稀释液稀释，于1.5～2 h内静脉滴注，小儿的稀释液量应相应减少，于1.5～2 h内缓慢输入。肾功能减退者可根据测得的肌酐清除率或参考肌酐值、血尿素氮值减少本品剂量或延长给药期间。应用本品宜定期监测血药浓度，使血药峰浓度维持在6～10mg / L，谷浓度为05～2 mg / L。

【注意】

（1）不良反应：肾毒性、神经系统毒性（可发生第八对脑神经），偶可出现头痛、全身不适、视觉障碍、心悸、皮疹、发热、呕吐及腹泻等。局部反应一般少见，偶有注射区疼痛。

（2）对本品或任何一种氨基糖苷类抗生素过敏或有严重毒性反应者禁用。

（3）疗程一般不宜超过 14 d，以减少耳、肾毒性的发生。

（4）实验室检查指标的干扰：本品可使血糖、血碱性磷酸酶、血清氨基转移酶和嗜酸性粒细胞等的测定值升高，使白细胞、血小板等的测定值降低，多呈一过性。

（5）本品能透过血液胎盘屏障进入胎儿体内，故孕妇禁用。哺乳期妇女用药尚不明确，若使用本品宜暂停哺乳。

（6）本品避免与其他氨基糖苷类抗生素、万古霉素、多黏菌素、强利尿药和神经肌肉阻断药等肾毒性和神经毒性药物合用。

（7）本品与β内酰胺类（头孢菌素类或青霉素类）混合可导致相互失活，需联合应用时必须分瓶滴注；本品亦不宜与其他药物同瓶滴注。

【制剂与规格】注射剂型：德洛佳（注射用），100mg。

第六节　大环内酯类

一、阿奇霉素 Azithromycin

【应用】对 G+菌有较强的抑制作用，对 G-、某些分枝杆菌、放线菌、立克次体、螺旋体、衣原体、阿米巴原虫、滴虫等也有一定抑制作用。用于敏感菌呼吸道、皮肤和软组织感染。

【用法】口服：成人 1 g / 次，1 次 / d，连服 3 d。儿童，15 kg 以下，每次 10 mg / kg，1 次 / d；15～25 kg，200 mg / 次，1 次 / d；26～35 kg，300 mg / 次，1 次 / d；36～45 kg，400mg / 次，1 次 / d，连服 3 d；46 kg 以上，按成人剂量及服用方法给药。静滴：500 mg / 次，1 次 / d，加入葡萄糖注射液或生理盐水 250～500 ml 中滴注。院外获

得性肺炎，静滴 500 mg/次，1 次 / d，2～5 d，然后改为口服剂型，500 mg / 次，1 次 / d，以完成 7～10 d 的 1 个疗程。盆腔炎，静滴 500 mg / 次，1 次 / d，2～5 d，然后改口服剂型，500 mg / 次，1 次 / d，以完成 7～10 d 的 1 个疗程。如 500 mg 阿奇霉素按以上所述稀释，则稀释后的溶液应不少于 60 min 的时间内静脉滴注。

【注意】

（1）不良反应：消化道反应（腹泻、恶心、呕吐等），神经系统反应，皮疹，ALT、AST 升高，少数病人可出现白细胞减少，过敏反应，长期应用可影响肠内维生素 B 族的合成。

（2）对本品或大环内酯类抗生素过敏者禁用。

（3）肝功能不全者、孕妇和哺乳妇慎用。

【制剂与规格】 口服剂型：希舒美片，250 mg×6 片；希舒美干混悬剂，100 mg× 6 袋；维宏干混悬剂，100mg×6 袋。注射剂型：红奇（注射用），250mg；希舒美（注射用），500mg。

二、地红霉素 Dirithromycin

【应用】用于 12 岁及以上个体由以下列出的敏感菌株引起的轻度至中度感染。流感嗜血杆菌，摩拉克菌或肺炎球菌引起的慢性支气管炎急性恶化；摩拉克卡他菌或肺炎球菌引起的急性支气管炎二次感染；肺炎军团菌，肺炎支原体或肺炎球菌引起的联合肺炎；酿脓链球菌引起的咽炎 / 扁桃体炎；金葡菌（甲氧西林敏感菌株）或酿脓链球菌引起的单纯的皮肤和皮肤组织感染（溃疡通常需要外科引流）。

【用法】 口服：与食物同服或饭后 1 h 内服用，药片不应被切开、压碎或咀嚼。

感　　染	剂量	频率	疗程(d)
流感嗜血杆菌、拉克卡他菌或肺炎链球菌引起的慢性支气管炎急性恶化	500mg	1 次 / d	5～7
摩拉克卡他菌、肺炎链球菌引起的急性支气管二次感染	500 mg	1 次 / d	7

嗜肺军团菌、肺炎支原体或肺炎链球菌引起的联合肺炎	500mg	1次/d	14
酿脓链球菌引起的咽炎、扁桃体炎	500 mg	1次/d	10
金葡菌（对甲氧西林敏感）或酿脓链球菌引起的单纯皮肤或皮肤组织感染	500mg	1次/d	5～7

【注意】

（1）不良反应：腹痛、头痛、恶心、腹泻、呕吐、消化不良等。

（2）对地红霉素、红霉素胺或其他大环内酯类抗生素过敏者禁用。

（3）当患有已知的、可疑的或潜在的菌血症且血浆水平不能充足提供血流中抗菌作用范围时，不应使用地红霉素。

（4）肝功能不全一因为地红霉素/红霉胺主要通过肝脏消除，又因为没有数据证明对于小儿B级或更重肝脏受损病人服用地红霉素是安全的，所以地红霉素片仅适合于非常必要服用的病人。对于肝脏轻度受损的病人没有必要进行剂量上的调整。

（5）对孕妇未进行充足的完全控制的研究。

（6）哺乳期妇女用药——目前还不清楚地红霉素或红霉胺是否会进入人体乳汁中。地红霉素和同类其他药物会释放进啮齿类动物乳汁是已知。

(7)12岁以下儿童服用的安全性和有效性还未确立。

（8）可使下列药物血药浓度升高：三唑仑、地高辛、华法林、麦角胺、环孢素、卡马西平。

【制剂与规格】口服剂型：平立达肠溶片，125 mg×8片。

三、红霉素 Erythromycin

【应用】对G+菌有较强的抑制作用，对G-菌、某些分枝杆菌、放线菌、立克次体、螺旋体、衣原体、阿米巴原虫、滴虫等也有一定抑制作用。用于链球菌引起的扁桃体炎、猩红热、白喉及带菌者、淋病、李斯特菌病、肺炎链球菌下呼吸道感染（以上适用于不耐青霉素的病人）。对军团菌肺炎和支原体肺炎可首选本品。尚可用于流感杆菌引起的上呼吸道感染、金葡菌皮肤及软组织感染、梅毒、肠道阿米巴病等。

【用法】静滴：成人 1～2 g / d，小儿 30～50 mg / (kg・d)，分 3～4 次。用时先溶于 10 ml 注射用水，再添加至输液 500 ml 中，缓慢滴入。不能直接用含盐输液溶解。

【注意】

（1）不良反应：大量或多次给药可引起恶心、呕吐、腹泻、腹痛等。

（2）宜整片吞服，免受胃酸破坏。

（3）与 β 内酰胺药物合用可降效。

（4）在酸性输液中破坏降效，一般不应与低 pH 的葡萄糖输液配伍。

(5)0.1 g=10 万 U。

【制剂与规格】 口服剂型：谊红肠溶胶囊，125 mg×20 粒。注射剂型：红霉素（注射用），250 mg。

四、琥乙红霉素 Erythromycin Ethylsuccinate

【应用】本品系抑菌剂，但在高浓度时对某些细菌也具有杀菌作用。对葡萄球菌属（包括产酶菌株）、各组链球菌和 G+杆菌均具抗菌活性。奈瑟菌属、流感嗜血杆菌、百日咳鲍特菌等也对本品敏感。本品对除脆弱拟杆菌和梭杆菌属以外的各种厌氧菌亦具抗菌作用。对军团菌属、胎儿弯曲菌、某些螺旋体、肺炎支原体、立克次体属和衣原体属也有抑制作用。本品可透过细菌细胞膜，在接近供位（P 位）与细菌核糖体的 50S 亚基成可逆性结合，阻断了转移核糖核酸（t-RNA）结合至“P”位上，同时也阻断了多肽链自受位（“A”位）至“P”位的位移，从而抑制细菌蛋白质合成。

【用法】口服：成人 1.6 g / d，分 2～4 次。军团菌病病人，0.4～1.0 g / 次，4 次 / d。一般不宜超过 4g/d。预防链球菌感染，400 mg / 次，2 次 / d。衣原体或溶脲脲原体感染，800mg/8h，共 7d；或 400mg / 6 h，共 14d。小儿，每次 7.5～12.5mg/kg，4 次 / d；或每次 15～25 mg / kg，2 次 / d；严重感染时可加倍，分 4 次。百日咳患儿，每次 10～12.5 mg / kg，4 次 / d，疗程 14 d。

【注意】

（1）不良反应：腹泻、恶心、呕吐、中上腹痛、口舌疼痛、胃纳减退、过敏反应，偶有心律失常、口腔或阴道念珠菌感染。本品发生肝毒性反应者较服用其他红霉素制剂为多见，服药数日或 1～2 周后病人可出现乏力、恶心、呕吐、腹痛、皮疹、发热等。有时可出现黄疸，肝功能试验显示淤胆，停药后常可恢复。

（2）大剂量（≥4g／d）应用时，尤其肝、肾疾病者或老年病人，可能引起听力减退，主要与血药浓度过高（>12 mg／L）有关，停药后大多可恢复。

（3）对本品或大环内酯类抗生素过敏者禁用。

（4）对诊断的干扰：本品可干扰 Higerty 法的荧光测定，使尿儿茶酚胺的测定值出现假性增高。血清碱性磷酸酶、胆红素、丙氨酸氨基转移酶和门冬氨酸氨基转移酶的测定值均可能增高。

（5）因出现肝毒性反应的可能性增加且本品可透过胎盘，故孕妇慎用。由于本品有相当量进入母乳中，故哺乳期妇女慎用或暂停哺乳。

（6）可使下列药物血药浓度升高：卡马西平、氨茶碱、华法林、洛伐他汀、咪达唑仑、三唑仑。

【制剂与规格】口服剂型：利君沙片，125 mg×24 片。

五、吉他霉素 Acetylkitasamycin

【应用】对 G+菌和某些 G-菌、支原体、立克体、螺旋体等有效，主要用于抗青霉素的葡萄球菌、链球菌、肺炎链球菌感染。主要适应于 G+菌所致的各种感染，特别适用于金黄色葡萄球菌、肺炎球菌及表皮葡萄球菌引起的上下呼吸道感染及表皮软组织感染。据文献报道，本品对百日咳、猩红热、中耳炎等症也有良好的疗效。

【用法】 口服：以 40℃以下温开水混溶后服用。儿童每次 10 mg(1 万 U)／kg，3～4 次／d，疗程 7～10 d。

【注意】

（1）不良反应：偶有胃部不适、皮疹等。偶可引起一过性血清氨基转移酶增高。

（2）服药期间若出现皮肤发红、皮疹等症状，应中止服用。

（3）对大环内酯类过敏或肝功能不全者慎用。

（4）孕妇及哺乳期妇女用药安全性尚不明确。

【制剂与规格】 口服剂型：田草颗粒，100mg×12 袋。

六、克拉霉素 Clarithromycin

【应用】用于化脓性链球菌所引起的咽炎和扁桃体炎，肺炎链球菌所致的急性中耳炎、肺炎和支气管炎，流感嗜血杆菌、卡他球菌所致支气管炎，支原体炎以及葡萄球菌、链球菌所致皮肤及软组织感染。

【用法】 口服：成人，250 mg / 12 h，严重感染 500 mg / 12 h，疗程 7～14 d。儿童，每次 10～15 mg / kg，2～3 次 / d。

【注意】

（1）不良反应：腹泻、恶心、味觉改变、消化不良、腹痛或不适、头痛，一般较轻。

（2）孕妇禁用，哺乳期妇女慎用。

（3）可升高地高辛、茶碱、口服抗凝药、麦角胺或二双氢麦角碱、三唑仑血药浓度。

【制剂与规格】 口服剂型：甲力片，250 mg×6 片。

七、罗红霉素 Roxithromycin

【应用】抗菌谱与抗菌活性与红霉素相似。适用于敏感菌引起的呼吸道、泌尿道、皮肤和软组织、五官科感染。

【用法】 口服：餐前服用。成人 150 mg / 次，2 次 / d。24～40 kg 的儿童 100 mg / 次，2 次 / d；12～23 kg 的儿童 50 mg / 次，2 次 / d。

【注意】

（1）不良反应：胃肠道反应、荨麻疹、倦怠感、头晕、味觉异常。

（2）与红霉素间存在交叉耐药性。

【制剂与规格】 口服剂型：仁苏胶囊，150 mg×12 粒。

交沙霉素 Josamycin

【应用】抗菌活力较红霉素略低，但不易产生耐药性。对厌氧菌大多敏感，对肺炎支原体也有很强的作用。适应证和抗菌范围大致与红霉素相近，对红霉素耐药的葡萄球菌也对本品敏感。对流感杆菌、百日咳杆菌、脑膜炎球菌、淋球菌不敏感。用于肺炎、支气管炎、猩红热、毛囊炎、尿道炎、齿槽脓肿等。敏感菌所致的口咽部、呼吸道、肺、鼻窦、中耳、皮肤及软组织、胆道等部位感染。

【用法】口服：0.8～1.2g/d，分4次。小儿：30mg(kg・d)，分3～4次。空腹服用吸收好。

【注意】

（1）不良反应：胃肠道反应、皮疹、瘙痒等。

（2）服药期间若出现皮肤发红、皮疹等症状，应中止服用。

（3）对大环内酯类过敏者禁用。

（4）肝功能不全者慎用。

（5）应整片吞服，以免接触胃酸损失效价。

【制剂与规格】口服剂型：交沙霉素片，200 mg×24片。

第七节　林可酰胺类

一、克林霉素 Clindamycin

【应用】用于G+菌引起的下列各种感染性疾病：扁桃体炎，化脓性中耳炎，鼻窦炎等，急性支气管炎，慢性支气管炎急性发作，肺炎，肺脓肿和支气管扩张合并感染等；皮肤和软组织感染；泌尿系统感染；其他：骨髓炎，败血症，腹膜炎和口腔感染等。厌氧菌引起的各种感染疾病：脓胸，肺脓肿，厌氧菌性肺炎；皮肤和软组织感染；败血症；腹腔内感染；女性盆腔及生殖器感染。

【用法】静滴：成人，中度感染，0.6～1.2 g / d，分2～3次；严重感染，1.2～2.7g/d，分2～3次。儿童，中度感染，15～25mg/(kg・d)，分3～4次；重度感染，25～40mg/(kg・d)，分3～4次。每瓶静滴速度不少于30min。口服：150～300mg / 次，3～4次 / d；小儿10～20mg / (kg・d)，分3～4次。

【注意】

（1）不良反应：恶心、呕吐、腹痛及腹泻等，通常不影响治疗。

（2）对克林霉素或林可霉素有过敏史者禁用。

（3）新生儿、孕妇、哺乳期妇女、深部念珠菌感染者禁用。

（4）长期使用应定期检查血象和肝功能。

（5）药物所致假膜性肠炎可用去甲万古霉素治疗。

【制剂与规格】 口服剂型：帅洁胶囊，150 mg×24 粒；可尔生颗粒，37.5 mg×12 袋。注射剂型：沁林（注射用），300 mg；双益（注射用），300 mg。

二、林可霉素 Lincomycin

【别名】林可霉素。

【应用】对大多数 G+菌和某些厌氧的 G-菌有抗菌作用。主要用于葡萄球菌、链球菌、肺炎链球菌引起的呼吸道感染、骨髓炎、关节和软组织感染、胆道感染及败血症。

【用法】 肌注：成人 600 rng / 次，2～3 次 / d；小儿 10～20 mg / (kg・d)，分 2～3 次。静滴：成人 600 mg / 8～12 h，溶于 100～200 ml 输液内，滴注 1～2 h。外用：搽于患处，2～3 次 / d。

【注意】

（1）不良反应：消化道反应，长期使用可致假膜性肠炎，偶见皮疹、粒细胞减少、血小板减少、ALT 升高、舌炎、口腔炎、耳鸣、眩晕等。

（2）新生儿、孕妇、哺乳期妇女、深部念珠菌感染者禁用。

（3）长期使用应定期检查血象和肝功能。

（4）药物所致假膜性肠炎可用去甲万古霉素治疗。

（5）外用制剂不宜长期大面积使用。

（6）外用制剂避免接触眼睛或其他黏膜。

（7）不宜与氯霉素或红霉素合用。

【制剂与规格】注射剂型：林可霉素注射液，2 ml：600 mg。外用剂型：绿药膏，15

g：75 mg。

第八节 糖肽类

一、去甲万古霉素 Norvancomycin

【应用】对化脓性链球菌、肺炎链球菌、金黄色葡萄球菌、表皮葡萄球菌等有强抗菌作用。对厌氧菌、难辨梭状芽孢杆菌、炭疽杆菌、放线菌、白喉杆菌、淋球菌、绿色链球菌、牛链球菌、粪链球菌也有一定敏感性。用于葡萄球菌、难辨梭状芽孢杆菌引起的假膜性结肠炎、败血症、心内膜炎等。

【用法】静滴：成人 0.8～1.6g/d，小儿 16～24mg/(mg·d)，分 1～2 次。先用 10 ml 注射用水溶解一次量，再加入至适量生理盐水或葡萄糖液中，滴注时间不少于 1 h。

【注意】

（1）不良反应：可见听觉及肾损害。另可引起血栓性静脉炎、皮疹、药物热等。

（2）新生儿及肝、肾功能不全者禁用。

（3）不宜作为常规用药。

（4）不可肌注。

（5）含本品的输液中不得添加其他药物。

【制剂与规格】注射剂型：万迅（注射用），400mg。

二、万古霉素 Vancomycin

【应用】本品主要抑制细菌细胞壁的合成。用于对甲氧西林具有抗药性的葡萄球菌引起的严重感染或使用其他抗生素治疗无效，而对本品敏感的感染，包括心内膜炎、败血症、骨感染、下呼吸道感染、皮肤和软组织感染以及由于长期服用广谱抗生素诱导的、由难辨梭状杆菌引起的假膜性结肠炎。

【用法】静滴：成人 500 mg / 6 h 或 1 g / 12 h。儿童 10 mg / (kg·6 h)。新生儿及婴儿，首剂为 15 mg / kg，然后，出生 1 周的新生儿 10 mg / (kg·12 h)；1 周至 1 个月者 10 mg / (kg·8 h)，每次给药时间至少 60 min。轻中度肾功能不全者。初次剂量不应少于

15 mg / kg，然后 1.9 mg / (kg・24 h)。严重肾功能不全者，0.25～1 g / 次，间隔数天给药 1 次。无尿患者，1 g / 次，1 次 / 7～10 d。

【注意】

（1）不良反应：快速静滴可能发生类过敏性反应，包括低血压、呼吸急促、呼吸困难、荨麻疹或瘙痒，亦可引起身体上部潮红或疼痛，胸部和背部的肌肉抽搐。肾功能失调、以前患有听觉丧失者或同时使用其他耳毒性药物者，使用本品可伴有听觉丧失。罕见头晕、目眩、耳鸣、血小板减少。偶见注射部位发炎、过敏反应、发热、发冷及变红等。

（2）对糖肽类抗生素过敏病人禁用。

（3）本品应以稀释溶液静滴，时间须达 60 min 以上，以防过速静滴引起的血压异常和心搏骤停。

（4）有肾功能失调或同时接受氨基糖苷类抗生素治疗的病人，应进行连续的肾功能及听力功能试验。进行长期疗法，或并用药物会导致嗜中性粒细胞减少时，应定期测定白细胞数。

（5）慎与其他具有潜在神经毒性或肾毒性抗生素，如两性霉素 B、氨基糖苷类、杆菌肽、多黏菌素 B 或顺铂合用。

（6）孕妇、哺乳期妇女慎用。

【制剂与规格】注射剂型：稳可信（注射用），500 mg；方刻林（注射用），500 mg。

三、替考拉宁 Teicoplanin

【应用】抗菌谱及抗菌活性与万古霉素相似。对金葡菌的作用比万古霉素更强，不良反应更少。本品对 G+菌如葡萄球菌、链球菌、肠球菌和大多厌氧 G+菌敏感。临床主要用于金葡菌及链球菌属等敏感菌所致的严重感染，如心内膜炎、骨髓炎、败血症及呼吸道、泌尿道、皮肤、软组织等的感染。用于耐青霉素、头孢菌素及青霉素过敏的 G+菌感染。

【用法】静注或静滴：成人，每次 6～7 mg / kg，开始 2 次 / d，后改为 1 次 / d。肾功能正常的成人和老年人：矫形手术预防感染，麻醉诱导期单剂量静注 400 mg；中度感染，首日 400mg / 次，1 次 / d，然后 200 mg / 次，1 次 / d；严重感染，首先.400 mg / 12 h，连续 3 次，然后 400 mg / 次，1 次 / d。某些临床情况，如严重烧伤感染或金黄色葡萄球菌心内膜炎病人，维持量可能需要达到 12 mg / (kg • d)。儿童，2 个月以上，严重感染和中性粒细胞减少的病儿，10 mg / (kg • 12 h)，3 次后改为每次 10 mg / kg，1 次 / d；中度感染，10 mg / (kg • 12 h)，3 次后改为每次 6mg / kg，1 次 / d。新生儿，首日每次 16 rng / kg，1 次 / d，然后每次 8 mg / kg，1 次 / d，静滴时间不少于 30 min。肾功能受损者，前 3 d 仍然按常规剂量，第 4 天开始根据血药浓度的测定结果调节治疗用量，肌酐清除率 40～60 ml / min，常规剂量，1 次 / 2 d，或半量常规剂量，1 次 / d；肌酐清除率少于 40 ml / min 或血液透析者，常规剂量，1 次 / 3 d 或 1 / 3 常规剂量，1 次 / d。本品不能被血透清除。持续不卧床腹膜透析者、发热病人，首剂 400 mg，然后在第 1 周每袋透析液袋中给 20 mg / L，第 3 周仅在夜间的透析液袋中给 20 mg / L。如病人体重超过 85kg，建议用相同治疗方案按千克体重给药，中度感染每次 3 mg / kg，严重感染为每次 6 mg / kg。本品快速静注时间不少于 1 min，缓慢静脉滴注时间不少于 30 min。对敏感菌所致感染的大多数病人，给药后 48～72 h 会出现疗效反应，疗程长短则依据感染的类型、严重程度和病人的临床反应而定，心内膜炎和骨髓炎的疗程则推荐为 3 周或更长时间。

【注意】

（1）不良反应：可见局部反应：红斑、局部疼痛、血栓性静脉炎。变态反应：皮疹、瘙痒、发热、支气管痉挛、过敏反应。胃肠道症状：恶心、呕吐、腹泻。血液学：嗜酸性粒细胞增多、白细胞减少、中粒性细胞减少、血小板减少、血小板增多。肝功能：血清转氨酶和（或）血清碱性磷酸酶增高；肾功能：血清肌酐短暂升高；中枢神经系统：头晕、头痛。其他虽已报道，但尚未明确与本药是否有关的不良反应有：轻度听力下降，耳鸣和前庭功能紊乱。

（2）对替考拉宁有过敏史者禁用。

（3）妊娠及哺乳期妇女、小儿、严重肾功能不全者慎用。

（4）本药与万古霉素可能有交叉过敏反应，故对万古霉素过敏者慎用。

（5）下述情况需监测肾功能和听力：肾功能不全者长期用本药治疗，以及用本品期间同时和相继使用可能有神经毒性和（或）肾毒性的其他药物，如氨基糖苷类、多黏菌素、两性霉素 B、环孢素、顺铂、呋塞米和依他尼酸。

（6）本品和氨基糖苷类两种溶液直接混合是不相容的，因此注射前不能混合。

（7）制备好的本药溶液应立即使用，未用完部分应丢弃。少数情况下配制好不能立即使用，则将制备好的本药溶液在 4℃以下保存，但不得超过 24 h。

【制剂与规格】注射剂型：他格适（注射用），200 mg。

第九节 喹诺酮类

一、氟罗沙星 Fleroxacin

【应用】对 G-菌，如肺炎克雷伯菌、变形杆菌、伤寒沙门菌、大肠杆菌以及 G+菌，如葡萄球菌、溶血性链球菌有较强的抗菌作用。适用于呼吸系统感染，如急性支气管炎、慢性支气管炎急性发作及肺炎。泌尿生殖道感染，如膀胱炎、肾盂肾炎、前列腺炎等。消化系统感染，如细菌性痢疾、伤寒等。皮肤、软组织感染，骨感染、腹腔感染及盆腔感染。

【用法】静脉缓慢滴注：成人 200～400 mg / 次，1 次 / d。

【注意】

（1）不良反应：最常见为胃肠道反应，有恶心、呕吐、腹泻、便秘，其次为中枢神经系统反应，表现为失眠、头痛、头晕、精神烦躁等。亦可引起皮肤光过敏、静脉炎、皮疹、皮肤瘙痒、心慌、痉挛症状、迷失方向及幻觉症状等。

（2）对本品或喹诺酮类药物过敏者、孕妇、哺乳期妇女、18 岁以下病人及癫痫病人禁用。

（3）肝肾功能损害者慎用。

（4）滴注速度不宜过快，每 100 ml 滴注时间至少为 45min。

（5）在治疗过程中以及最后 1 次用药 3 d 之内，避免阳光浴和人工紫外线照射。

（6）本品忌与生理盐水或葡萄糖盐水并用。不宜与其他药物混合使用。

【制剂与规格】注射剂型：筠菲（注射用），200 mg；芙璐星注射液，5 ml：400 mg。

二、环丙沙星 Ciprofloxacin

【应用】对肠杆菌、铜绿假单胞菌、流感嗜血杆菌、淋球菌、军团菌、金葡菌、脆弱拟杆菌的抗菌作用明显优于其他同类药物及头孢菌素、氨基糖苷类等抗生素。用于敏感菌所致呼吸道、泌尿道、消化道、胆道、皮肤和软组织、妇科、五官科等部位的各种感染。

【用法】口服：成人 250 mg / 次，2 次 / d，重症者加倍。静滴：100～200 mg / 次，2 次 / d，预先用生理盐水或葡萄糖注射液稀释，滴注时间不少于 30 min。成人轻到中度泌尿道感染，200 mg / 12 h。重度或并发感染 400 mg / 12 h。

【注意】

（1）不良反应：胃肠道反应、皮疹、头昏、头痛。偶见轻度转氨酶升高、体液滞留、高尿酸血症、白细胞减少等。

（2）本品不易产生耐药，与其他抗生素无交叉耐药性。

（3）孕妇、乳母和未成年者不宜用本品。

（4）严重抑制茶碱代谢，使其血浓度增加，半衰期延长。

（5）可与食物同服。

（6）丙磺舒可减慢本品排泄。

（7）忌与制酸剂同时服用。

【制剂与规格】口服剂型：环丙沙星胶囊，250 mg×24 粒。

三、加替沙星 Gatifloxacin

【应用】用于治疗由肺炎链球菌、流感嗜血杆菌、副流感嗜血杆菌、卡他莫拉菌、金黄色葡萄球菌所致慢性支气管炎急性发作；由肺炎链球菌、流感嗜血杆菌所致急性鼻窦炎；由肺炎链球菌、流感嗜血杆菌、副流感嗜血杆菌、卡他莫拉菌、金黄色葡萄球菌、嗜肺衣原体、嗜肺支原体、嗜肺军团菌所致社区获得性肺炎；由大肠杆菌、肺炎克雷伯菌、奇异变形杆菌所致非复杂性和复杂性尿道感染（膀胱炎）；由大肠杆菌所致肾盂肾炎；由奈瑟淋球菌所致的男性非复杂性尿道感染和女性非复杂性宫颈炎和直肠感染。

【用法】静滴：200 mg / 次，2 次 / d，滴注时间不得少于 1 h。口服：400 mg / 次，

1 次 / d。疗程 7～10 d。重症患者可酌情加量。肾功能损害者，肌酐清除率低于 40 ml / min，包括使用血液透析的病人和长期腹膜透析的病人，应调整用药剂量。中度肝功能不全者不需调整剂量。

【注意】

（1）不良反应：可见恶心、腹泻、头痛、眩晕、低血糖、高血糖、阴道炎等。

（2）参看其他喹诺酮类。

【制剂与规格】 口服剂型：恒森片，100mg×10 片；严达胶囊，200 mg×10 粒。注射剂型：罗欣严达（注射用），400 mg；海超注射液，100 ml：200 mg。

四、芦氟沙星 Rufloxacin

【应用】本品具广谱抗菌作用，对 G-菌具良好抗菌作用，包括大肠杆菌、伤寒沙门菌、志贺菌属、流感嗜血杆菌、淋病奈瑟菌等均具有较强的抗菌活性。对葡萄球菌属、溶血性链球菌等 G+球菌也有一定的抗菌作用。对铜绿假单胞菌无效。用于敏感菌引起的下呼吸道和泌尿生殖系统感染。

【用法】口服：200 mg / 次，1 次 / d，首剂为 400 mg，疗程 5～10 d，对前列腺炎的疗程可达 4 周。

【注意】

（1）不良反应：胃肠道反应较为常见，可表现为腹部不适或疼痛、腹泻、恶心或呕吐。中枢神经系统反应：可有头昏、头痛、嗜睡或失眠。过敏反应：皮疹、皮肤瘙痒，偶可发生渗出性多性红斑及血管神经性水肿。严重者可见舌肿大、声带水肿、呼吸困难、休克等。少数病人有光敏反应。偶可发生：癫痫发作、精神异常、烦躁不安、意识混乱、幻觉、震颤；血尿、发热、皮疹等间质性肾炎表现；静脉炎；结晶尿，多见于高剂量应用时。关节疼痛。少数病人可发生血清氨基转移酶升高、血尿素氮增高及周围血象白细胞降低，多属轻度，并呈一过性。

（2）对本品及喹诺酮类药物过敏的病人禁用。

（3）目前大肠杆菌对喹诺酮类药物耐药者多见。

（4）本品大剂量应用或尿 pH 7 以上时，可发生结晶尿。为避免结晶尿的发生，宜多饮水，保持 24 h 排尿量在 1 200 ml 以上。

（5）肾功能减退者，需根据肾功能调整给药剂量。

（6）肝功能减退时，如属重度（肝硬化腹水）可减少药物清除，血药浓度增高，肝、肾功能均减退者尤为明显，均需权衡利弊后应用，并调整剂量。

（7）应用本品时应避免过度暴露于阳光，如发生光敏反应需停药。

（8）原有中枢神经系统疾病患者，例如癫痫及癫痫病史者均应避免应用，有指征时需仔细权衡利弊后应用。

（9）动物实验未证实喹诺酮类药物有致畸作用，但对孕妇用药进行的研究尚无明确结论。鉴于本药可引起未成年动物关节病变，故孕妇禁用，哺乳期妇女应用本品时应暂停哺乳。

（10）本品在婴幼儿及 18 岁以下青少年的安全性尚未确定。但本品用于数种幼龄动物时，可致关节病变。因此不宜用于 18 岁以下的小儿及青少年。

（11）尿碱化剂可减低本品在尿中的溶解度，导致结晶尿和肾毒性。

（12）喹诺酮类抗菌药与茶碱类合用时可能由于与细胞色素 P450 结合部位的竞争性抑制，导致茶碱类的肝消除明显减少，血消除半衰期延长，血药浓度升高，出现茶碱中毒症状，如恶心、呕吐、震颤、不安、激动、抽搐、心悸等。本品对茶碱的代谢影响虽较小，但合用时仍应测定茶碱类血药浓度和调整剂量。

（13）丙磺舒可减少本品自肾小管分泌约 50%，合用时可因本品血浓度增高而产生毒性。

（14）本品可干扰咖啡因的代谢，从而导致咖啡因消除减少，血消除半衰期延长，并可能产生中枢神经系统毒性。

（15）含铝、镁的制酸药可减少本品口服吸收，不宜合用。

【制剂与规格】 口服剂型：奥孚胶囊，100 mg×6 粒。

五、洛美沙星 Lomefloxacin

【应用】对肠杆菌科细菌如大肠杆菌、志贺菌属、克雷伯菌属、变形杆菌属、肠杆菌属等具有高度的抗菌活性；流感嗜血杆菌、淋病奈瑟菌等对本品亦呈现高度敏感；对不动杆菌、铜绿假单胞菌等假单胞菌属、葡萄球菌属和肺炎球菌、溶血性链球菌等亦有一定的抗菌作用。适用于敏感细菌引起的下列感染：呼吸道感染，泌尿生殖系统感染，胃肠道细菌感染，腹腔、胆道、伤寒等感染，骨和关节感染，皮肤软组织感染，败血症等全身感染，其他感染（如鼻窦炎、中耳炎、眼睑炎）等。

【用法】口服：细菌性支气管炎，400 mg / 次，1 次 / d；或 300 mg / 次，2 次 / d，疗程 7～14 d。急性单纯性尿路感染，400 mg / 次，1 次 / d，疗程 7～10 d。复杂性尿路感染：400mg / 次，1 次 / d，疗程 14 d。单纯性淋病，300 mg / 次，2 次 / d。手术感染的预防，手术前 2～6 h 服用 400 mg。

【注意】

（1）不良反应：胃肠道反应较为常见，可表现为腹部不适或疼痛、腹泻、恶心或呕吐。中枢神经系统反应可有头昏、头痛、嗜睡或失眠。过敏反应：皮疹、皮肤瘙痒，偶可发生渗出性，多形性红斑及血管神经性水肿。严重者可见舌肿大、声带水肿、呼吸困难、休克等。少数病人有光敏反应。偶可发生：癫痫发作、精神异常、烦躁不安、意识混乱、幻觉、震颤；血尿、发热、皮疹等器质性。肾炎表现；静脉炎；结晶尿，多见于高剂量应用时。关节疼痛。少数病人可发生血清氨基转移酶升高、血尿素氮增高及周围血象白细胞降低，多属轻度，并呈一过性。

（2）对本品及喹诺酮类药物过敏的病人禁用。

（3）孕妇、婴幼儿及 18 岁以下病人禁用。

（4）肾功能减退者慎用，若使用，需根据减退程度调整剂量。当病人血肌酐清除率≤40 ml / mm 时该药剂量调整为：第一剂仍予 0.4 g，此后 0.2 g / 次，1 次 / d。

（5）肝功能不全者慎用，若使用，应注意监测肝功能。

（6）病人的尿 pH 7 以上时易发生结晶尿，故每天进水量必须充足，以使每天尿量保持在 1 200～1 500 ml 以上。

（7）应用本品时应避免过度暴露于阳光，如发生光敏反应需停药。

（8）原有中枢神经系统疾病者，例如癫痫及癫痫病史者均应避免应用，有指征时需仔细权衡利弊后应用。

（9）丙磺舒可延迟本品的排泄，使平均曲线下面积增大63%，平均达峰时间延长50%，平均峰浓度增高4%，故合用时可因本品血浓度增高而产生毒性。

（10）去羟肌苷（DDI）制剂中含铝及镁可与喹诺酮类螯合，不宜合用。

（11）尿碱化剂可减低本品在尿中的溶解度，导致结晶尿和肾毒性。

（12）可加强口服抗凝药如华法林等的作用，应监测凝血酶原时间及其他项目。

（13）与环孢素合用，可使环孢素血药浓度升高，必须监测环孢素血浓度，并调整剂量。

（14）硫糖铝和制酸药可使本品吸收速率减慢25%，曲线下面积（AUC）降低约30%，如在本品服用前4 h或服用后6 h服硫糖铝和制酸药，则影响甚微。

（15）与芬布芬合用可致中枢兴奋、癫痫发作。

【制剂与规格】口服剂型：维普遍，200 mg×20片；奇洛昔胶囊，200 mg×12粒。

六、莫西沙星 Norfloxacin

【应用】莫西沙星在体外显示对革兰阳性菌，革兰阴性菌，厌氧菌，抗酸菌和非典型微生物和支原体，衣原体和军团菌具有广谱抗菌活性。成人（≥18岁）上呼吸道和下呼吸道感染，如：急性鼻窦炎，慢性支气管炎急性发作，社区获得性肺炎；以及皮肤和软组织感染。

【用法】静滴：400 mg / 次，1次 / d，慢性支气管炎急性发作疗程5 d，社区获得性肺炎序贯给药总疗程7～14 d，急性鼻窦炎7 d，皮肤和软组织感染疗程7 d。

【注意】

（1）不良反应：皮肤过敏、腹痛、关节痛、胸痛；恶心、呕吐、腹胀、腹泻、消化不良、便秘；味觉倒错、眩晕、头痛、合并低钾血症的病人QT间期延长、肝功能化验异常等。

（2）已知对本品或其他喹诺酮类高度过敏者、儿童、少年及孕妇禁用。

（3）其他注意事项参见其他喹诺酮类药。

【制剂与规格】注射剂型：拜复乐注射液，250 ml：400 mg。

七、诺氟沙星 Norfloxacin

【别名】诺氟沙星。

【应用】对铜绿假单胞菌、大肠杆菌、变形杆菌、克雷伯菌属、产气杆菌、沙门菌、沙雷杆菌、淋球菌有较强杀菌作用。用于敏感菌所致泌尿道、肠道、呼吸道、皮肤、五官科、妇科、外科感染。

【用法】口服：成人 100～200 mg / 次，3～4 次 / d，饭前服，一般疗程为 3～8 d，少数病人可达 3 周。

【注意】

（1）不良反应：轻微胃部不适、厌食、恶心、腹泻，偶有氨基转移酶升高及周围神经刺激症状。

（2）孕妇，肝、肾功能严重不全者慎用。

（3）一般不用于幼儿。

【制剂与规格】口服剂型：诺氟沙星胶囊，100 mg×20 粒。

八、帕珠沙星 Pazufloxacin

【应用】第四代喹诺酮类抗菌药，对 G+菌如葡萄球菌、链球菌、肠球菌，对 G-菌如大肠杆菌、奇异变形杆菌、克雷伯菌属、阴沟肠杆菌、柠檬酸杆菌、醋酸钙不动杆菌、流感嗜血杆菌、卡他莫拉菌、铜绿假单胞菌等均有良好的抗菌活性，本品对某些厌氧菌如产气荚膜梭状芽孢杆菌、核粒梭形杆菌、痤疮短棒菌苗、卟啉单胞菌、部分消化链球菌、脆弱拟杆菌及普雷沃菌也有良好的抗菌活性。用于敏感细菌引起的下列感染：慢性呼吸道疾病继发感染、肾盂肾炎、复发性膀胱炎、前列腺炎、烧伤创面感染、外科伤口感染、胆囊炎、胆管炎、肝脓肿、腹腔内脓肿、腹膜炎、生殖器官感染。

【用法】静滴：300 mg / 次，2 次 / d，静滴时间为 30～60 min，疗程为 7～14 d。可

根据病人的年龄和病情酌情调整剂量。

【注意】

（1）不良反应：腹泻、皮疹、恶心、呕吐，实验室检查可见 ALT、AST、ALP、γGT 升高，嗜酸性粒细胞增加，急性肾功能衰竭，肝功能异常、黄疸，假膜性肠炎，粒细胞减少，血小板减少症，横纹肌溶解，痉挛，休克，过敏反应，表皮脱落坏死（Lyell 综合征），眼、黏膜、皮肤综合征（Stevens-Johnson 综合征），间质性肺炎（伴有发热、咳嗽、呼吸困难、胸部 X 片异常的肺炎发生），低血糖，跟腱炎，肌腱断裂。

（2）对本品及喹诺酮类药物过敏的病人禁用。

（3）有支气管哮喘、皮疹、荨麻疹等过敏性疾病家族史的病人慎用。

（4）肾功能不全病人慎用。

（5）有抽搐或癫痫等中枢神经系统疾病的病人慎用。

(6)6－磷酸葡萄糖脱氢酶缺乏病人慎用。

（7）孕妇极有可能怀孕的妇女禁用；因药物可通过乳汁分泌，哺乳期妇女应用时应停止哺乳。

（8）儿童用药的安全性尚未建立，建议儿童禁用本品。

（9）本品与苯基乙酸类、二乙酮酸类、非类固醇消炎镇痛剂合用时可能发生痉挛。

（10）本品与丙磺舒合用时，血清半衰期延长，AUC 增加，但血药浓度无明显变化。

（11）本品可抑制茶碱在肝脏的代谢，使茶碱的血药浓度升高。

（12）本品与华法林合用时，可增强华法林的作用。

【制剂与规格】注射剂型：法多琳注射液，10 ml：500mg；派抒可注射液，100 ml：500 mg。

九、司帕沙星 Sparfloxacin

【应用】第三代喹诺酮类抗生素。提高了对 G+菌的抗菌活性，对那些应用其他喹诺酮类治疗不理想的致病菌包括耐甲氧西林金葡菌的活性大大提高。适用于金葡菌、链球菌、肺炎球菌、肠球菌、淋球菌、卡他莫拉菌、大肠杆菌、沙门菌、志贺菌、克雷伯菌属、沙雷菌、变形杆菌、铜绿假单胞菌、流感嗜血杆菌、不动杆菌、痤疮短棒菌苗、脆弱拟杆菌及沙眼衣原体等敏感菌引起的轻、中度感染，包括呼吸系统感染、肠道感染、泌尿生殖系统感染、皮肤感染、软组织感染、口腔感染等。

【用法】口服：100～300 mg / 次，1 次 / d，最多不超过 400 mg / d，疗程 5～10 d。

【注意】

（1）不良反应：与其他喹诺酮类药物相似，常见胃肠道及中枢神经系统反应。

（2）孕妇、哺乳期妇女及未成年者禁用。

（3）肝肾功能异常者，有癫痫病史者及其他中枢神经系统疾病者慎用。

（4）有光敏症、发疹等的皮肤症状病人，用药时要避免日光暴晒。发现出疹时，停止服药。

（5）避免与含铝、镁、铁的抗酸剂合用。

【制剂与规格】口服剂型：朗瑞片，100 mg×8 片；森澳欣胶囊，100mg×6 粒。

十、依诺沙星 Enoxacin

【应用】本品具广谱抗菌作用，尤其对需氧 G-杆菌抗菌活性高，对下列细菌在体外具良好抗菌作用：肠杆菌科的大部分细菌，包括枸橼酸杆菌属、阴沟肠杆菌、产气肠杆菌等肠杆菌属、大肠杆菌、克雷伯菌属、变形杆菌属、沙门菌属、志贺菌属、弧菌属、耶尔森菌等。常对多重耐药菌也具有抗菌活性。对青霉素耐药的淋病奈瑟菌、产酶流感嗜血杆菌和莫拉菌属均具有高度抗菌活性。对铜绿假单胞菌等假单胞菌属的大多数菌株具有抗菌作用。本品对甲氧西林敏感葡萄球菌具抗菌活性，对肺炎链球菌、溶血性链球菌和粪肠球菌仅具中等抗菌活性。对沙眼衣原体、支原体、军团菌具有良好抗微生物作用，对结核分枝杆菌和非结核性杆菌也有抗菌活性。对厌氧菌的抗菌活性差。适用于由敏感菌引起的：泌尿生殖系统感染、呼吸道感染、胃肠道感染、伤寒、骨和关节感染、皮肤软组织感染、败血症等全身感染。

【用法】口服：成人，支气管感染，300~400 mg / 次，2 次 / d，疗程 7～14 d；急性单纯性下尿路感染，200 mg / 次，2 次 / d，疗程 5～7 d；复杂性尿路感染，400 mg / 次，

2 次 / d，疗程 10～14 d；单纯性淋病奈瑟菌性尿道炎，400 mg，单次；肠道感染，200 mg / 次，2 次 / d，疗程 5～7 d；伤寒，400 mg / 次，2 次 / d，疗程 10～14 d。

【注意】

（1）不良反应：胃肠道反应，表现为腹部不适或疼痛、腹泻、恶心或呕吐。中枢神经系统反应，可有头昏、头痛、嗜睡或失眠。过敏反应：皮疹、皮肤瘙痒，偶可发生渗出性多形性红斑及血管神经性水肿。少数病人有光敏反应。偶可发生：癫痫发作、精神异常、烦躁不安、意识混乱、幻觉、震颤；血尿、发热、皮疹等间质性肾炎表现；静脉炎；结晶尿，多见于高剂量应用时；关节疼痛。少数病人可发生血清氨基转移酶升高、血尿素氮增高及周围血象白细胞降低，多属轻度，并呈一过性。

（2）对本品及喹诺酮类药过敏、缺乏葡萄糖 6－磷酸脱氢酶的病人禁用。

（3）与食物同服可能影响本品的口服吸收，宜空腹服用或进餐前至少 1 h，餐后至少 2 h 服用本品。胃酸的减少也可能使本品的口服后吸收减少。

（4）由于目前大肠杆菌对喹诺酮类药物耐药者多见，应在给药前留取尿培养标本，参考细菌药敏结果调整用药。

（5）本品大剂量应用或尿 pH 7 以上时可发生结晶尿。为避免结晶尿的发生，宜多饮水，保持 24 h 排尿量在 1 200ml 以上。

（6）肾功能减退者，需根据肾功能调整给药剂量。

（7）用喹诺酮类药物可发展中、重度光敏反应。应用本品时应避免过度暴露于阳光，如发生光敏反应需停药。

（8）肝功能减退时，如属重度（肝硬化腹水）可减少药物清除，血药浓度增高，肝、肾功能均减退者尤为明显，均需权衡利弊后应用，并调整剂量。

（9）原有中枢神经系统疾病者，例如癫痫及癫痫病史者均应避免应用，有指征时需仔细权衡利弊后应用。

【制剂与规格】口服剂型：久诺片，200 mg×10 片；再威胶囊，200mg×20 粒。

十一、氧氟沙星 Ofloxacin

【别名】氧氟沙星。

【应用】本品具广谱抗菌作用，尤其对需氧G-杆菌抗菌活性高，对下列细菌在体外具良好抗菌作用：肠杆菌科的大部分细菌，包括枸橼酸杆菌属、阴沟杆菌、产气肠杆菌等肠杆菌属、大肠杆菌、克雷伯菌属、变形杆菌属、沙门菌属、志贺菌属、弧菌属、耶尔森菌等。常对多重耐药菌也具有抗菌活性。对青霉素耐药的淋病奈瑟菌、产酶流感嗜血杆菌和莫拉菌属均具有高度抗菌活性。对铜绿假单胞菌等假单胞菌属的大多数菌株具有抗菌作用。本品对甲氧西林敏感葡萄球菌具抗菌活性，对肺炎链球菌、溶血性链球菌和粪肠球菌仅具中等抗菌活性。对沙眼衣原体、支原体、军团菌具有良好抗微生物作用，对结核分枝杆菌和非结核性杆菌也有抗菌活性。对厌氧菌的抗菌活性差。氧氟沙星为杀菌剂，通过作用于细菌DNA螺旋酶的A亚单位，抑制DNA的合成和复制而导致细菌死亡。

【用法】口服：成人200～300 mg / 次，2次 / d或400～600mg / d，1次 / d。

【注意】

（1）不良反应：胃肠道反应：腹部不适或疼痛、腹泻、恶心或呕吐；中枢神经系统反应可有头昏、头痛、嗜睡或失眠；过敏反应：皮疹、皮肤瘙痒，偶可发生渗出性多形性红斑及血管神经性水肿；光敏反应较少见。偶可发生：癫痫发作、精神异常、烦躁不安、意识混乱、幻觉、震颤、血尿、发热、皮疹等间质性肾炎表现，静脉炎、结晶尿、关节疼痛。少数病人可发生血清氨基转氨酶升高、血尿素氮增高及周围血象白细胞降低，多属轻度，并呈一过性。

（2）对本品及喹诺酮类药物过敏的病人禁用。

（3）目前大肠杆菌对喹诺酮类药物耐药者多见。

（4）本品大剂量应用或尿pH 7以上时，可发生结晶尿。为避免结晶尿的发生，宜多饮水，保持24 h排尿量在1 200 ml以上。

（5）肾功能减退者，需根据肾功能调整给药剂量。

（6）肝功能减退时，如属重度（肝硬化腹水）可减少药物清除，血药浓度增高，肝、肾功能均减退者尤为明显，均需权衡利弊后应用，并调整剂量。

（7）应用本品时应避免过度暴露于阳光，如发生光敏反应需停药。

（8）原有中枢神经系统疾病者，例如癫痫及癫痫病史者均应避免应用，有指征时需仔细权衡利弊后应用。

（9）动物实验未证实喹诺酮类药物有致畸作用，但对孕妇用药进行的研究尚无明确结论。鉴于本药可引起未成年动物关节病变，故孕妇禁用，哺乳期妇女应用本品时应暂停哺乳。

（10）本品在婴幼儿及 18 岁以下青少年的安全性尚未确定。但本品用于数种幼龄动物时，可致关节病变。因此不宜用于 18 岁以下的小儿及青少年。

（11）尿碱化剂可减低本品在尿中的溶解度，导致结晶尿和肾毒性。

（12）喹诺酮类抗菌药与茶碱类合用时可能由于与细胞色素 P450 结合部位的竞争性抑制，导致茶碱类的肝消除明显减少，血消除半衰期延长，血药浓度升高，出现茶碱中毒症状，如恶心、呕吐、震颤、不安、激动、抽搐、心悸等。本品对茶碱的代谢影响虽较小，但合用时仍应测定茶碱类血药浓度和调整剂量。

（13）丙磺舒可减少本品自肾小管分泌约 50%，合用时可因本品血浓度增高而产生毒性。

（14）本品可干扰咖啡因的代谢，从而导致咖啡因消除减少，血消除半衰期延长，并可能产生中枢神经系统毒性。

（15）含铝、镁的制酸药可减少本品口服吸收，不宜合用。

【制剂与规格】口服剂型：氧氟沙星胶囊，100 mg×20 粒。

左氧氟沙星 Levofloxacin

【应用】用于对氧氟沙星敏感的葡萄球菌属、链球菌属、肺炎球菌属、细球菌属、棒状杆菌属、布兰卡他菌、假单胞菌属、铜绿假单胞菌、嗜血杆菌（流感杆菌、结膜炎嗜血杆菌）、摩拉克菌属、沙雷菌属、克雷伯菌属、变形杆菌属、不动杆菌属、厌氧菌属（短棒菌苗）、沙眼病原体引起的感染症。

【用法】口服：100 mg / 次，2 次 / d，最多 200 mg / 次，3 次 / d。静滴：成人 300～

600mg / d，分 1～2 次。滴注时间应大于 60 min。滴眼液：1～2 滴 / 次，3～5 次 / d，细菌性结膜炎 7 d、细菌性角膜炎 9～14 d。

【注意】

（1）不良反应：过敏症、中毒性表皮坏死、皮肤黏膜炎症候群、痉挛、急性肾功能不全、黄疸、间质性肠炎、大肠炎、横纹肌溶解症、中枢神经系统反应、消化道反应及血象改变等。

（2）对本品过敏者、孕妇、哺乳期妇女、17 岁以下者禁用。

（3）高度。肾功能障碍者、有癫痫等痉挛性疾病史者、对喹诺酮类有过敏史者及高龄者慎用。

（4）与苯醋酸类或芬布芬非甾类消炎止痛药，含铝、镁的抗酸剂或铁剂合用需注意。

（5）不宜与其他药物同瓶静滴，或在同一根静脉输液管内进行静滴，滴注时间为每 100 ml 至少 60 min。

【制剂与规格】口服剂型：维沙欣片，100 mg×10 片；左氧氟沙星片，500 mg×4 片。注射剂型：左克注射液，2 ml：100 mg；左氧氟沙星注射液，100 ml：500 mg。外用剂型：海伦滴眼液，5ml：15mg。

第十节　尼立达唑类

一、奥硝唑 Omidazole

【应用】用于治疗由脆弱拟杆菌、狄氏拟杆菌、卵圆拟杆菌、梭状芽孢杆菌、真杆菌、消化球菌和消化链球菌、幽门螺杆菌、黑色素拟杆菌、梭杆菌、CO2 噬纤维菌、牙龈类杆菌等敏感厌氧菌所引起的多种感染性疾病，包括：腹部感染（腹膜炎、腹内脓肿、肝脓肿等），盆腔感染（子宫内膜炎、子宫肌炎、输卵管或卵巢脓肿、盆腔软组织感染、嗜血杆菌阴道炎等），口腔感染（牙周炎、根尖周炎、冠周炎、急性溃疡性龈炎等），外科感染（伤口感染、表皮脓肿、褥疮溃疡感染、蜂窝织炎、气性坏疽等），脑部感染（脑膜炎、脑脓肿），败血症、菌血症等严重厌氧菌感染。还可用于手术前预防感染和手术后厌氧菌感染的治疗，及治疗消化道严重阿米巴虫病，如阿米巴痢疾、阿米巴肝脓肿等。

【用法】静滴：每瓶（100 ml，浓度 5 mg / ml）滴注时间不少于 30 min。术前术后预防用药，成人术前 1～2 h 给予 1 g，术后 12 h 给予 500 mg，术后 24 h 给予 500 mg。治疗厌氧菌引起的感染，成人，首剂 0.5～1 g，然后 500 mg / 12 h，连用 3～6 d，如病人症状改善，建议改用口服制剂。严重阿米巴病，首剂 0.5～1 g，然后 500 mg / 12 h，连用 3～6 d。儿童，20～30 mg / (kg·d)，1 次 / 12 h，滴注时间 30 min。口服：厌氧菌感染、阿米巴虫病，成人 500mg / 次，2 次 / d。贾第虫病、毛滴虫病，成人 1～1.5 g / 次，1 次 / d。

【注意】

（1）不良反应：消化系统：轻度胃部不适、胃痛、口腔异味等；神经系统：头疼及困倦、眩晕、颤抖、四肢麻木、痉挛和精神错乱等；过敏反应：皮疹、瘙痒等；局部反应：刺感、疼痛等；其他：白细胞减少。

（2）肝损伤病人用药每次剂量与正常量相同，但用药间隔要加倍，以免药物蓄积。

（3）使用过程中，如有异常神经症状反应即停药，并进一步观察治疗。

（4）儿童、妊娠早期（妊娠前 3 个月）和哺乳期妇女慎用。3 岁以下儿童禁用。老年病人用药同成年人。

（5）本品对乙醛脱氢酶无抑制作用。

（6）与华法林合用时应注意观察凝血酶原时间并调整给药剂量。

（7）对本品及其他硝基咪唑类药物过敏、脑和脊髓发生病变、癫痫及各种器官硬化症、造血功能低下、慢性酒精中毒病人禁用。

【制剂与规格】口服剂型：衡博来片，250 mg×24 片；奥博林胶囊，250 mg×12 粒。注射剂型：普司立注射液，5 ml：250 mg；圣诺安注射液，100 ml：250 mg。

二、甲硝唑 Metronidazole

【别名】甲硝唑。

【应用】有杀灭滴虫和阿米巴原虫的作用，亦可用于厌氧菌感染引起的腹腔、消化道、女性生殖道、下呼吸道、皮肤和软组织、骨和关节等感染，对败血症、心内膜炎、脑膜感染以及使用抗生素引起的结肠炎也有效，还可用于口腔厌氧菌感染。

【用法】口服：滴虫病，200 mg / 次，4 次 / d，疗程 7 d，另每晚以 500 mg 栓剂塞阴道，连用 7～10 d。阿米巴病，肠道阿米巴病，400～600 mg / 次，3 次 / d，疗程 7 d；肠道外阿米巴病，600～800 mg / 次，3 次 / d，疗程 20 d。厌氧菌感染，200～400 mg / 次，3 次 / d，静滴：500 mg / 8 h，疗程 7 d。

【注意】

（1）不良反应：食欲减退、恶心、腹痛、腹泻、皮炎、头昏、舌炎、荨麻疹、膀胱炎、排尿困难、口中金属味、白细胞轻度减少等。

（2）中枢神经疾病、血液病病人及孕妇禁用。

（3）服药期间禁饮酒。

（4）服药期间尿可呈棕红色。

（5）本品与抗凝药同时使用，能增强抗凝药的药效。

【制剂与规格】口服剂型：甲硝唑片，200mg×40 片。注射剂型：甲硝唑注射液，100 ml：500 mg。

三、塞克硝唑 Secnidazole

【应用】本品为 5-硝基咪唑类抗原虫和厌氧菌药物，作用于原虫或厌氧菌的生长期，破坏 DNA 链或抑制 DNA 的合成，导致原虫和厌氧菌死亡。对泌尿生殖器内滴虫、肠道及组织内阿米巴原虫和贾第鞭毛虫等有较强的杀灭作用。用于治疗各种急慢性肛肠阿米巴病及尿道、女性阴道、男性前列腺等滴虫病。亦用于贾第虫病及人体各部位厌氧菌感染的治疗。

【用法】口服：肠阿米巴病、贾第虫病、滴虫病、细菌性阴道炎及厌氧菌感染，成人，2g/次，儿童每次 30 mg / kg，1 次 / d。肝阿米巴病，成人 1.5 g / 次，儿童每次 30 mg / kg，1 次 / d，疗程 5 d。

【注意】

（1）不良反应：食欲不振、恶心、呕吐等胃肠道反应，少数有腹泻，口中常有刺鼻金属味。偶见头痛、失眠、皮疹、白细胞减少和血尿素氮增加等，停药后迅速恢复。

（2）中枢神经系统疾病病人和孕妇及哺乳期妇女禁用。

（3）肝。肾功能不全病人慎用。

（4）少数饮酒病人服用本品后可出现头痛、潮红、呕吐和腹痛等症状，服用本品病人避免接触酒精。

（5）出现运动失调及其他中枢神经系统症状时应停药。

（6）肝肾功能不全的老年病人应调整本品的剂量。

【制剂与规格】口服剂型：可尼胶囊，250 mg×8 粒。

第十一节　抗结核药

一、吡嗪酰胺 Pyrazinamide

【应用】仅对分枝杆菌有效，与其他抗结核药联合用于治疗结核病。

【用法】口服：每次 15～30 mg / kg，1 次 / d 或每次 50～70 mg / kg，2～3 次 / 周；每天服用者，最高 2 g / d；每周 3 次者，最高 3 g / 次；每周 2 次者，最高 4 g / 次。

【注意】

（1）不良反应：关节痛、食欲减退、发热、乏力或软弱、眼或皮肤发黄、畏寒。

（2）孕妇、哺乳期妇女、儿童禁用。

（3）糖尿病、痛风、肝肾功能不全者慎用。

【制剂与规格】　口服剂型：吡嗪酰胺片，250 mg×100 片。

二、利福平 Rifampicin

【应用】对结核分枝杆菌和其他分枝杆菌（包括麻风杆菌等）有明显杀菌作用。对脑膜炎球菌、流感嗜血杆菌、金葡菌、表皮链球菌、肺炎军团菌也有一定抗菌作用。对某些病毒、衣原体也有效。主要应用于肺结核和其他结核病，也可用于麻风病的治疗。此外，还可用于耐甲氧西林金葡菌所致感染。

【用法】口服：结核病，成人 400～600 mg / 次，1 次 / d，晨空腹顿服，疗程半年左右；1～12 岁儿童每次 10 mg / kg，2 次 / d；新生儿每次 5 mg / kg，2 次 / d。一般感染，0.6～1.0 g / d，分 2～3 次，饭前 1 h 服用。

【注意】

（1）不良反应：胃肠道反应、血象改变、肝功能受损、血尿、管型尿及“流感样”综合征，还可引起多种过敏反应，如药热、皮疹、急性肾衰竭、胰腺炎等。某些情况下尚可发生溶血性贫血。

（2）肝功能不全者慎用，服药期间定期检查肝功能。

（3）与乙胺丁醇合用有加强视力损害的可能。

（4）加速双香豆素类抗血凝药、口服降糖药、洋地黄类、皮质激素、氨苯砜等药物代谢而降低。还可降低口服避孕药的作用。

（5）定期检查肝功能。服药期间，尿、痰、汗、粪可带红橙色。

（6）肝功能严重不全、胆道阻塞者、妊娠早期孕妇禁用。婴儿、妊娠晚期、哺乳期妇女慎用。

（7）与异烟肼及对氨基水杨酸钠合用可增加肝毒性。

（8）宜空腹服用。

【制剂与规格】口服剂型：利福平胶囊，150 mg×100 粒。

三、乙胺丁醇 Ethambutol

【应用】对结核分枝杆菌和其他分枝杆菌有较强抑制作用。为二线抗结核药，可用于经其他抗结核药治疗无效的病例，应与其他抗结核药联合应用。

【用法】口服：结核初治，每次 15 mg / kg，1 次 / d 或每次 25～30 mg / kg（不超过 2.5 g），3 次 / 周或每次 50 mg / kg（不超过 2.5 g），2 次 / 周。结核复治，每次 25 mg / kg，1 次 / d，连续 60 d，继而每次 15 mg / kg，1 次 / d。非结核型杆菌感染，每次 15～25 mg / kg，1 次 / d,

【注意】

（1）不良反应：球后视神经炎，表现为视敏度减退或色盲。另有胃肠道反应。偶见过敏反应、肝损、下肢麻木、关节炎、粒细胞减少、高尿酸血症、精神症状等。

（2）宜每月检查视敏度一次。

（3）糖尿病和酒精中毒者、婴幼儿禁用。

（4）肾功能不全、老年人、孕妇、哺乳期妇女、13 岁以下儿童慎用。

【制剂与规格】口服剂型：乙胺丁醇片，250 mg×100 片。

四、异烟肼

【别名】雷米封。

【应用】对结核分枝杆菌有良好的抗菌作用，用于各种结核病。此外对痢疾、百日咳、睑腺炎等也有一定疗效。

【用法】口服：300 mg / 次，1 次 / d。急性粟粒性肺结核或结核性脑膜炎，200～300mg / 次，3 次 / d。

【注意】

（1）不良反应：胃肠道反应，血液系统症状（如贫血、白细胞减少、咯血等），内分泌失调，中枢症状（头痛、失眠、疲倦、精神兴奋、易怒、欣快感、幻觉、排尿困难等），周围神经炎、皮疹、肝损等。

（2）大剂量时加服维生素 B6 可预防神经中毒症状。

（3）可加强香豆素类抗血凝药、某些抗癫痫药、降压药、抗胆碱药、三环类抗抑郁药等的作用，合用须注意。

（4）不能与抗酸药尤其是氢氧化铝同服。

（5）肝功能不良者、精神病与癫痫病人、孕妇慎用。

【制剂与规格】口服剂型：异烟肼片，100 mg×100 片。

五、链霉素 Streptomycim

【应用】对结核分枝杆菌作用突出。临床上主要用于结核分枝杆菌感染，也用于布氏菌、鼠疫及其他敏感菌所致的感染。

【用法】肌注：0.75～1 g / d，分 1～2 次。

【注意】

（1）不良反应：耳毒性、肾毒性、口麻、四肢麻木、荨麻疹、药物热、嗜酸性细胞增多、血管神经性水肿、接触性皮炎等过敏症状，出血性紫癜，偶见过敏性休克。

（2）使用前必须做皮试。

【制剂与规格】注射剂型：链霉素（注射用），1 g。

第十二节　抗麻风药

一、沙利度胺 Thalidomide

【别名】反应停。

【应用】对于各型麻风反应，如发热、结节红斑、神经痛、关节痛、淋巴结肿大等，有一定疗效，对结核样型的麻风反应疗效稍差。对麻风本病无治疗作用，可与抗麻风药同用，以减少反应。

【用法】口服：100～200 mg / d，分 4 次。对严重反应者，可 300～400 mg / d，反应得到控制即逐渐减量。对长期反应者，需要较长期服药，25～50 mg / 次，1 次 / 1～2 d。

【注意】

（1）不良反应：口干、头昏、倦怠、恶心、腹痛、面部浮肿等。

（2）本品有强烈致畸作用，妊娠妇女禁忌。非麻风病病人不应使用此药。

（3）近年发现本品有免疫抑制作用，可用于骨髓移植。

【制剂与规格】 口服剂型：沙利度胺片，25mg×20 片。

二、抗真菌药

氟康唑 Fluconazole

【应用】对于新型隐球菌病、白念珠菌及其他念珠菌、黄曲菌、烟曲菌、皮炎芽生菌、粗球孢子菌、荚膜组织胞浆菌等有抗菌作用。

【用法】口服：念珠性口炎或食管炎，首日 200 mg，然后 100 mg / d，疗程 2～3 周（症状消失仍需用药）。念珠菌系统感染，首日 400mg，然后 200 mg / d，疗程 4 周或症状消失后再用 2 周。隐球菌性脑膜炎，首日 400 mg，然后 200 mg / d，如病人反应正常，也可用 400 mg / 次，1 次 / d，至脑脊液细菌培养阴性后 10～12 周。

【注意】

（1）不良反应：常见恶心、腹痛、腹泻及胃肠胀气，其次为皮疹。

（2）对本品过敏者禁用。

（3）孕妇、哺乳期妇女与肝肾功能不全者慎用。

（4）抑制口服磺脲类降糖药代谢。

（5）可使苯妥英钠、环孢素血药浓度升高。

【制剂与规格】口服剂型：三维康胶囊，150 mg×1 粒。注射剂型：氟康唑注射液，50 ml：100 mg；氟康唑注射液，50ml：100mg 。

特比萘芬 Terbinafine

【应用】本品是具有广谱抗真菌活性的丙烯酰胺类药物。通过抑制真菌细胞膜中的角鲨烯环氧化酶，导致细胞内角鲨烯的堆积，从而造成真菌细胞死亡。适用于由毛癣菌、犬小孢子菌和絮状表皮癣菌引起的皮肤和指（趾）甲感染；各种癣病及由念珠菌或酵母菌引起的皮肤感染；由皮霉菌引起的甲癣。

【用法】口服：250 mg / 次，1 次 / d，手足癣、体股癣服 1 周，皮肤念珠菌 1～2 周，指甲癣 4～6 周，趾甲癣 12 周。

【注意】

（1）不良反应：胃肠道症状（胀满感、食欲不振、恶心、轻度腹痛及腹泻）和皮肤反应，如皮疹、荨麻疹等。偶见味觉改变。

（2）妊娠妇女一般不宜应用本品。

（3）慢性稳定性肝功能不全或肾功能不全病人减量。

【制剂与规格】口服剂型：兰美抒片，250 mg×7 片；丁克片，125 mg×6 片。

三、伊曲康唑 Itraconaagle

【应用】主要应用于由曲霉病、念珠菌病、隐球菌病（包括隐球菌性脑膜炎）和组织胞浆菌病所引起的系统感染，如真菌性角膜炎、口腔念珠菌病及指、趾真菌病。

【用法】静滴：第 1、2 天，200 mg / 次，2 次 / d，每次静滴时间 1 h，从第 3 天起，200 mg / 次，1 次 / d。静脉用药超过 14 d 的安全性尚不清楚。

【注意】

（1）不良反应：消化不良、恶心、腹痛和便秘。报道较少的有呕吐、腹泻、头痛、可逆性肝酶增高、月经失调、眩晕和变态反应（例如瘙痒、丘疹、荨麻疹和血管神经性水肿）。罕有发生充血性心力衰竭的报道。有个别报道发生过周围神经病和 Steven-Johnson 综合征。在接受长期治疗的病人中（大约 1 个月），有报道发生过低血钾、水肿、肝炎和脱发等。

（2）禁用于已知对伊曲康唑及辅料过敏的病人。

（3）羟丙基一芳环糊精是通过肾小球滤过来排出。因此当肾功能损伤的病人肌酐清除率<30 ml / min 时，不得使用伊曲康唑注射液。

（4）禁止与特非那定、阿司咪唑、咪唑斯汀、西沙必利、多非利特、奎尼丁、匹莫齐特、口服咪达唑仑、经 CYP3A4 代谢的 HMG-CoA 还原酶抑制剂如洛伐他汀或辛伐他汀等合用。

（5）钙通道阻滞剂具有负性阻力作用，从而会加强伊曲康唑的这一潜在作用。

（6）对于孕妇，只有当危及生命或用药益处超过对胎儿的潜在危险时，才考虑使用伊曲康唑注射液。育龄妇女在使用伊曲康唑注射液期间应当采用适当的避孕措施直至停止伊曲康唑治疗后的下一个月经周期。仅有很少量的伊曲康唑分泌到人乳中，因此哺乳妇女使用伊曲康唑时应权衡利弊，除非其潜在的益处大于用药可能产生对哺乳的危害时才可使用伊曲康唑。有疑虑时，病人应停止哺乳。

（7）尚无伊曲康唑注射液用于儿童的临床资料。

（8）伊曲康唑注射液用于老年人的临床资料有限。

【制剂与规格】注射剂型：伊曲康唑注射液，25 ml：250mg。

第十三节　抗病毒药

一、阿昔洛韦 Aciclovir

【别名】阿昔洛韦。

【应用】在体内转化为三磷酸化合物而抑制病毒的 DNA 的复制。用于防治单纯疱疹病毒 HSV1 和 HSV2 的皮肤或黏膜感染，还可用于带状疱疹病毒感染。

【用法】口服：200 mg / 4h 或 1 g / d，分次。静滴：5 mg / (kg · 8 h)，疗程 7 d。12 岁以下儿童 250 mg / m2，单次。

【注意】

（1）不良反应：可见一时性血清肌酐升高、皮疹、荨麻疹，尚有出汗、血尿、低血压、头痛、恶心、呕吐等、静脉给药可见静脉炎。

（2）注射给药，只能缓慢滴注（持续 1～2 h），不可快速推注、肌注和皮下注射。

（3）对疱疹病毒性脑炎及新生儿疱疹的疗效尚未肯定。

（4）丙磺舒使本品排泄减慢。

【制剂与规格】口服剂型：阿昔洛韦片，200 mg×25 片。注射剂型：南国春（注射用），500 mg。

二、伐昔洛韦 Valaciclovir

【应用】阿昔洛韦的前体。进入体内水解成阿昔洛韦而抑制病毒。用于治疗带状疱疹病毒及 I 型、II 型单纯疱疹病毒引起的感染。

【用法】口服：300 mg / 次，2 次 / d，疗程 7～10 d。

【注意】

（1）不良反应：偶有轻度胃部不适，头晕等。

（2）对本品和阿昔洛韦过敏者、孕妇、2 岁以下儿童禁用。

（3）肾功能不全者、儿童及哺乳期妇女慎用。

【制剂与规格】口服剂型：伐昔洛韦颗粒，75 mg×4 袋。

三、更昔洛韦 Ganciclovir

【应用】作用于病毒 DNA 聚合酶，对多种 DNA 病毒均有显著作用。适用巨细胞病毒感染的治疗和预防，也可适用于单纯疱疹病毒感染。

【用法】静滴：诱导治疗，5 mg / (kg·12 h)，每次 1 h 以上，连用 14～21 d；维持治疗，每次 5 mg / kg，1 次 / d，7 d / 周或每次 6 mg / kg，1 次 / d，5 d / 周，每次 1 h 以上。

【注意】

（1）不良反应：中性粒细胞减少和血小板减少。

（2）丙磺舒可能会增加本品的血清浓度。

（3）与其他可引起骨髓抑制或肾功能损害的药物合用可能加重药物的毒性作用。

（4）不宜与亚胺培南-西司他丁联用。

【制剂与规格】注射剂型：丽科伟（注射用），50 mg。

四、利巴韦林 Ribavirin

【别名】利巴韦林。

【应用】广谱抗病毒药。对于多种病毒如呼吸道合胞病毒、流感病毒、单纯疱疹病毒有抑制作用。对流行性出血热早期疗效明显，有降低病死率，减轻肾损害，降低出血倾向，改善全身症状等作用。

【用法】口服：0.8～1 g / d，分 3～4 次。肌注或静滴：10～15 mg / (kg·d)，分 2 次，静滴速度宜缓慢。

【注意】

（1）不良反应：大剂量可致心脏损害，对有呼吸道疾病病人可致呼吸困难、胸痛。

（2）对本品过敏者、孕妇及哺乳期妇女禁用。

【制剂与规格】口服剂型：南元片，100 mg×24 片；新博林颗粒，50 mg×36 袋。注射剂型：利巴韦林注射液，1 ml：100mg。

五、拉米夫定 Lamivudine

【应用】核苷类抗病毒药，对乙型肝炎病毒（HBV）有较强的抑制作用。适用于乙型肝炎病毒所致的慢性乙型肝炎。

【用法】口服：成人 100 mg / 次，1 次 / d。

【注意】

（1）不良反应：轻微上呼吸道感染样症状、头痛、恶心、身体不适、腹痛和腹泻等。

（2）对本药过敏者及孕妇禁用，哺乳期妇女慎用。

（3）肌酐清除率<30 ml / min 的病人不建议使用本品。

（4）尚无 16 岁以下病人的疗效和安全性资料。

【制剂与规格】 口服剂型：贺普丁片，100mg×14 片。

第十四节 其他抗微生物药

一、磷霉素 Fosfomycin

【应用】能与一种细菌细胞壁合成酶相结合，阻碍细菌利用有关物质合成细胞壁的第一步反应，从而起杀菌作用。对于葡萄球菌、肺炎链球菌、大肠杆菌、淋球菌、奇异变形杆菌、伤寒杆菌、沙雷杆菌、大多数的铜绿假单胞菌、化脓性链球菌、粪链球菌、部分吲哚阳性变形杆菌和某些克雷伯菌属、肠杆菌属细菌等有抗菌作用。主要用于敏感的 G-菌引起的尿路、皮肤及软组织、肠道等部位感染。对肺部、脑膜感染和败血症也可考虑应用。

【用法】静注或静滴：中度或重度系统感染，成人 4～12 g / d，重症可 16 g / d，儿童 100～300 mg / (kg・d)，分 2～4 次。1 g 药物至少应用 10ml 溶剂，如若一次>1 g，则应 1 g 药物用 25 ml 溶剂，予以静滴或缓慢推注。适用的溶剂：灭菌注射用水、5%～10%葡萄糖液、氯化钠液、含乳酸钠的输液等。

【注意】

（1）不良反应：皮疹、嗜酸性粒细胞增多、转氨酶升高等反应。口服可致胃肠道反应，肌肉局部疼痛和硬结，静脉给药过快可致血栓性静脉炎、心悸等。

（2）磷霉素钠中钠的含量约为 25%，以 1 g 药物计，含钠约为 11 mmol，对于心、肾功能不全、高血压等病人应慎用。

（3）孕妇慎用。

（4）与一些金属盐可生成不溶性沉淀，勿与钙、镁等盐相配伍。

（5）与其他抗生素间不存在交叉耐药性。

【制剂与规格】注射剂型：复美欣（注射用），4 g。

二、小檗碱 Berberine

【别名】小檗碱。

【应用】对细菌只有弱的抑菌作用，但对痢疾杆菌、大肠杆菌、金葡菌等引起的肠道感染（包括菌痢）、眼结膜炎、化脓性中耳炎等有效。近来还发现本品有阻断α受体，抗心律失常作用。

【用法】口服：100～300 mg / 次，3 次 / d。

【注意】

（1）不良反应：恶心、呕吐、皮疹和药热，停药后消失。

（2）妊娠期前 3 个月慎用。

（3）含鞣质的中药与小檗碱合用后，由于鞣质是生物碱沉淀剂，两者结合，生成难溶性鞣酸盐沉淀，降低疗效。

【制剂与规格】　口服剂型：小檗碱片，100 mg×24 片。

三、多黏菌素 EColistin

【别名】多黏菌素 E(Polymyxin E)。

【应用】对铜绿假单胞菌、大肠杆菌、肺炎克雷伯菌以及嗜血杆菌、肠杆菌属、沙门菌、志贺菌、百日咳杆菌、巴斯德菌和弧菌等 G-菌有抗菌作用。变形杆菌、奈瑟菌、沙雷菌、普鲁威登菌和专性厌氧菌均对本类药物不敏感。细菌对本品与多黏菌素 B 之间有交叉耐药性，但对本类药物与他类抗菌药物则没有交叉耐药性发现。主要应用于铜绿假单胞菌及其他假单胞菌引起的创面、尿路以及眼、耳、气管等部位感染，也可用于败血症、腹膜炎。

【用法】肌注或静滴：成人，100 万～150 万 U / d，分 2～3 次；儿童，1.5 万～2 万 U / (kg • d)，分 2～3 次。

【注意】

（1）不良反应：神经系统：眩晕、软弱、嗜睡、皮肤感觉异常或感觉过敏、手足麻木、舌麻、眼花、复视、眼球震颤、步伐不稳、共济失调等；呼吸麻痹；肾脏损害；过敏反应：面部潮红、皮肤瘙痒、皮疹、支气管哮喘、药物热、休克；其他：肌注处剧痛、暂时性白细胞减少、二重感染。

（2）本类药物可通过胎盘，虽尚未能证实它们有致畸作用，但仍禁止孕妇使用。

（3）肾功能不全者应减量。

【制剂与规格】注射剂型：可利斯安（注射用），50 万 U。

四、呋喃西林 Furacilin

【应用】有抑菌、杀菌作用。对 G-菌和 G+菌均有效，溶液用于小面积烧伤、溃疡、化脓性皮炎等表面消毒。

【用法】外用：0.01%～0.02%溶液创面冲洗或湿敷。

【注意】不良反应：用于皮肤或黏膜表面，偶可出现过敏反应。

【制剂与规格】外用剂型：呋喃西林灭菌溶液，500ml：100mg。

五、苯扎溴铵 Benzalkonium Bromide

【别名】新洁尔灭。

【应用】本品为阳离子表面活性剂类广谱杀菌剂，能改变细菌胞质膜通透性，使菌体胞质物质外渗，阻碍其代谢而起杀灭作用。对 G+细菌作用较强，但对铜绿假单胞菌、抗酸杆菌和细菌芽孢无效。能与蛋白质迅速结合，遇有血、棉花、纤维素和有机物存在，作用显著降低。0.1%以下浓度对皮肤无刺激性，用于手术前皮肤消毒，黏膜和伤口消毒，手术器械消毒。

【用法】创面消毒用 0.01%溶液。皮肤及黏膜消毒用 0.1%溶液。手术前洗手用 0.05%～0.1%溶液浸泡 5 min。手术器械消毒用 0.1%溶液煮沸 15min，再浸泡 30 min。0.005%以下溶液作膀胱和尿道灌洗。0.002 5%溶液作膀胱保留液。

【注意】

（1）不良反应：变态反应性结膜炎、视力减退、接触性皮炎。也有报道3%溶液灌肠数分钟后出现恶心、冷汗，终致死亡。用作阴道冲洗亦有引起死亡的病例。

（2）本品与肥皂、其他阳离子表面活性剂、枸橼酸盐、碘化物、硝酸盐、高锰酸盐、水杨酸盐、银盐、酒石酸盐、生物碱、铝、荧光素钠、过氧化氢、白陶土、含水羊毛脂、有些磺胺药配伍禁忌。

（3）不宜用于膀胱镜、眼科器械及合成橡胶制品的消毒。

（4）泡器械加0.5%亚硝酸钠。

【制剂与规格】外用剂型：0.1%新苯扎氯铵液，2 000 ml。

六、乙醇 Alcohol

【别名】酒精。

【应用】有杀菌作用，可使局部血管扩张，增强血液循环。

【用法】25%～50%乙醇擦浴用于高热病人的物理退热，50%烯醇用于涂擦长期卧床病人的皮肤，可防止褥疮，75%用于皮肤及器械消毒。此外还可用于小面积烫伤的湿敷浸泡。在配制剂时作溶剂用。

【注意】

（1）不良反应：皮肤轻微刺激。

（2）避免接触眼睛，也不能用于破损皮肤及糜烂或有渗液的部位。

（3）易燃，易挥发。密闭存放于阴凉处。

【制剂与规格】外用剂型：75%乙醇溶液，2 000 ml。

七、依沙吖啶 Ethacridine

【别名】利凡诺。

【应用】对G+菌及少数G-菌有较强的杀灭作用，对球菌尤其是链球菌的抗菌作用较强。用于各种创伤，渗出、糜烂的感染性皮肤病及伤口冲洗。本品刺激性小，一般治疗浓度对组织无损害。

【用法】外用：0.1%～0.2%水溶液用于皮肤、黏膜感染创口的洗涤；1%软膏用于治疗化脓性皮肤病及湿疹皮炎的继发感染；0.2%醇溶液滴耳治疗化脓性中耳炎；0.1%溶液滴鼻治疗鼻窦炎。

【注意】

（1）肾功能障碍及血尿病人不宜用本品冲洗尿道。

（2）不能用生理盐水溶解本品。

（3）本品与碱类及磺胺液混合易析出沉淀，并有发生过敏反应的报道。

【制剂与规格】外用剂型：依沙吖啶灭菌溶液，100 ml：100 mg。

第五章　解热镇痛及非甾体抗炎药

第一节 解热镇痛药

一、安乃近 Metamizole Sodium

【应用】解热作用显著，镇痛作用较强，作用出现快。主要用于退热，亦用于急性关节炎、头痛、风湿性痛、牙痛及肌肉痛等。

【用法】口服：0.25～0.5 g / 次，0.75～1.25 g / d。深部肌注：0.25～0.5 g / 次，小儿每次 5～10 mg / kg。

【注意】

（1）一般不作为首选药，仅在急性高热且病情危重，又无其他有效药可用的情况下，用于紧急退热。

（2）本品较易引起不良反应，尤不宜用穴位注射，特别禁用于关节部位的穴位。

（3）对药物过敏者（如对阿司匹林或吡唑酮类药）不宜用，不得与任何其他药物混合注射。

（4）不良反应：注射局部可产生红肿、疼痛，数天后可消退。有的病人呈毒血症症状，皮下出血点，或有紫黑色脓液，常需数月后痊愈。

较长时间使用可引起粒细胞减少，血小板减少性紫癜，严重者可有再生障碍性贫血甚至导致死亡。

可出现过敏性皮疹或药热、荨麻疹，严重者可有剥脱性皮炎、大疱性表皮松解症导致死亡。

（5）应严格控制剂量，成人每次不得超过 0.5 g，小儿每次 8～10 mg / kg 为宜。个别病人由于对本品过敏，可产生休克甚至突然死亡。

（6）慎用于老年人及体弱者，因可偶致大汗和虚脱。

【制剂与规格】口服剂型：安乃近片，500 mg×24 片。注射剂型：安乃近注射液，2 ml：500 mg。

二、尼美舒利 Nimesulide

【应用】非甾体类抗炎药。适用于多种需要抗感染治疗的疾病，具有消炎、镇痛、解热的功效，如骨关节炎，关节外风湿病，手术和急性创伤后的疼痛和炎症，急性上呼吸道炎症引起的疼痛和发烧、痛经等。

【用法】口服：成人 100 mg / 次，2 次 / d，餐后服用。

【注意】

（1）不良反应：偶有恶心、胃痛、过敏性皮疹、头痛、眩晕等。

（2）活动性消化性溃疡、严重肝功能不全、严重肾功能障碍（肌酐清除率<30 ml / min）及对本品高度过敏病人禁用。

（3）孕妇及哺乳期妇女慎用。

【制剂与规格】 口服剂型：灵泰邦尼片，50 mg×20 片；瑞芝清颗粒，50 mg×12 袋。

三、吲哚美辛 Indomethacin

【别名】吲哚美辛。

【应用】通过抑制体内前列腺素合成而产生解热、镇痛及消炎作用。用于急、慢性风湿性关节炎、痛风性关节炎、滑囊炎、腱鞘炎、关节囊炎及痛性疼痛。

【用法】外用：肛塞，栓剂 100 mg / 次，1 次 / d。

【注意】

（1）不良反应：胃肠道反应、头痛、眩晕、肝损、粒细胞减少、肾小球滤过率降低、过敏反应等。

（2）溃疡病、帕金森病、精神病、癫痫、支气管哮喘病人，肾功能不全者以及孕妇、儿童忌用。

（3）抑制造血系统。

（4）可引起肝功能损害。

【制剂与规格】外用剂型：吲哚美辛栓，100 mg×10 粒。

四、赖氨酸阿司匹林 Venopirin

【应用】主要用于治疗多种原因引起的发热和疼痛，疗效较好，如上呼吸道感染引起的发热、手术后痛、癌性疼痛、风湿痛、关节痛及神经痛等。

【用法】肌内注射或静脉滴注：0.9～1.8 g / 次，2 次 / d。儿童 10～25 mg / (kg·d)，以 0.9%氯化钠注射液溶解后静脉滴注。

【注意】

（1）为阿司匹林和赖氨酸的复盐。

（2）不良反应：偶有胃肠反应（如胃部不适、恶心、呕吐）及出汗等。对阿司匹林过敏和消化道溃疡者禁用。

【制剂与规格】注射剂型：赖氨酸阿司匹林（注射用），900 mg。

五、对乙酰氨基酚 Paracetamol

【别名】扑热息痛，对乙酰氨基酚。

【应用】适用于感冒引起的发热、头痛以及缓解轻中度疼痛如关节痛、肌肉痛、神经痛、偏头痛、牙痛、痛经。本品还可用于对阿司匹林过敏、不耐受或不适于应用阿司匹林的病人。

【用法】口服：0.3～0.6 g / 次，0.6～1.8 g / d。 1 d 量不宜超过 2 g，1 个疗程不宜超过 10 d。儿童 12 岁以下按 1.5 g /（m2·d）分次服。按年龄计：2～3 岁，160 mg；4～5 岁，240 mg；6～8 岁，320 mg；9～10 岁，400 mg；11 岁，480 mg。每 4 h 或必要时服 1 次。肌内注射，150～250 mg / 次。

【注意】

（1）不良反应：较少，不引起胃肠出血。可引起恶心、呕吐、出汗、腹痛及苍白等。剂量过大可引起肝脏损害，严重者可致昏迷甚至死亡。

（2）本品不宜大量或长期服用，以免引起造血系统及肝肾损害。

（3）慎用于乙醇中毒、肝病或病毒性肝炎、肾功能不全者。

（4）本品应避免与齐多夫定合用，因两药可互相降低清除率而增加毒性。

（5）长期饮酒或服用巴比妥类等肝药酶诱导剂的病人、长期或超量使用本品肝毒性明显增加。

（6）因可减少凝血因子在肝内的合成，有增强抗凝药的作用，长期或大量使用时应注意根据凝血酶原时间调整用量。

（7）本品长期与阿司匹林或其他 NSAID 药合用时，可明显增加肾毒性。

（8）可干扰血糖、血清尿酸、肝功能、凝血酶原时间等的测定。

【制剂与规格】口服剂型：泰诺林片，650 mg×18 片；泰诺林混悬液，100 ml：3.2 g；泰诺林混悬滴剂，15 ml：1.5 g。

六、酚麻美敏 Paracetamol Pseudoephedrine Hydrochloride，Dextromethorphan Hydrobromide and Chlorphenamine Maleate

【应用】用于感冒和上呼吸道过敏，能缓解因感冒引起的鼻塞、喷嚏、喉痛、咳嗽、流涕、头痛、发烧等。

【用法】口服：成人和 12 岁以上儿童，1 次 / 6 h，1～2 片 / 次，24 h 不超过 8 片。6～12 岁儿童，1 次 / 6 h，1 片 / 次，24 h 不超过 4 片。12 岁以下儿童服溶液剂，1 次 / 4～6 h，24 h 不超过 4 次，6～11 岁 10 ml / 次，2～5 岁 5 ml / 次，2 岁以下遵医嘱。

【注意】

（1）本品为复方制剂。片剂每片含乙酰氨基酚 325 mg，盐酸伪麻黄碱 30 mg，氢溴酸右美沙芬 15 mg，马来酸氯苯那敏 2 mg。溶液剂每 5 ml 含乙酰氨基酚 160 mg，盐酸伪麻黄碱 15 mg，氢溴酸右美沙芬 5 mg，马来酸氯苯那敏 1 mg。

（2）不良反应：偶见头晕、皮疹、倦怠等。

（3）高血压、心脏病、糖尿病、甲状腺疾病、青光眼、前列腺肥大引起的排尿困难、肺气肿病人，慢性肺部疾病、妊娠及哺乳期妇女、驾驶员和操作机器人员慎用。

（4）不宜与降压药、抗抑郁药、镇静药或催眠药同服。服用期间避免同时饮用酒精类饮品。

【制剂与规格】口服剂型：泰诺片，10 片；泰诺口服液，100 ml。

七、氨酚伪麻美芬 Compound Pseudoephedrin Hydrochloride

【应用】适用于治疗和减轻感冒引起的鼻塞、喷嚏、喉痛、咳嗽、流涕、头痛、发烧、周身四肢酸痛等。

【用法】口服：成人及 12 岁以上儿童，白天服用日片，1 片 / 6 h，夜晚或临睡前服用夜片 1 片。

【注意】

（1）本品为复方制剂。日用片剂每片含对乙酰氨基酚 500 mg，盐酸伪麻黄碱 30 mg，氢溴酸右美沙芬 15 mg。夜用片剂每片含对乙酰氨基酚 500 mg，盐酸伪麻黄碱 30 mg，氢溴酸右美沙芬 15 mg，马来酸氯苯那敏 2 mg。

（2）不良反应：有时有轻度头晕乏力、恶心、上腹不适、口干和食欲不振等。

（3）对抗组胺药、伪麻黄碱和对乙酰氨基酚过敏者禁用。

（4）高血压、心脏病、糖尿病、甲状腺疾病、青光眼、前列腺肥大引起的排尿困难、肺气肿者，因吸烟、哮喘、肺气肿引起的慢性咳嗽及痰多黏稠者，肝。肾功能不全、妊娠及哺乳期妇女慎用。

（5）饮片服药期间不宜驾驶、高空作业及操纵机器。

【制剂与规格】口服剂型：日夜百服宁片，12 片。

八、酚氨咖敏 Paracetamol，Aminophenazone Caffeine and Chlorphenamine Maleate

【别名】克感敏。

【应用】适用于感冒、发热、头痛、神经痛及风湿痛等。

【用法】口服：1 片 / 次，3 次 / d 或遵医嘱。

【注意】

（1）本品为复方制剂。片剂每片含氨基比林 100mg，对乙酰氨基酚 150 mg，咖啡因

30 mg，马来酸氯苯那敏 2 mg。

（2）不良反应：本品长期服用可导致肾脏损害，严重者可致肾乳头坏死或尿毒症，甚至可能诱发肾盂癌和膀胱癌。

（3）氨基比林在胃酸下与食物发生作用，可形成致癌性亚硝基化合物，特别是亚硝胺，因此有潜在致癌性。

（4）不宜长久使用.以免发生中性粒细胞缺乏，用药超过 1 周要定期检查血象。

（5）长期服用可造成依赖性，并产生耐受。

（6）对各种创伤性剧痛和内脏平滑肌绞痛无效。

（7）本品不可用于下呼吸道感染和哮喘发作的病人。

（8）交叉过敏，对其他抗组胺药或下列药品过敏者，对本品也可能过敏，如麻黄碱、肾上腺素、异丙肾上腺素、间羟异丙肾上腺素（奥西那林）、去甲肾上腺素等拟交感神经药，对碘过敏者对本品也可能过敏。

（9）下列情况应慎用：膀胱颈部梗阻、幽门十二指肠梗阻、消化性溃疡所致幽门狭窄、心血管疾病、青光眼、高血压、高血压危象、甲状腺功能亢进、前列腺肥大体征明显时。

（10）驾驶机动车辆、操作机器及高空作业者不宜服用。

（11）禁忌：对氨基比林、咖啡因或马来酸氯苯那敏过敏者禁用。胃溃疡病人禁用。新生儿或早产儿禁用。

【制剂与规格】口服剂型：克感敏片，24 片。

九、复方酚咖伪麻 Compound Paracetamol Caffeine and Pseudoephedrine Hydrochloride

【应用】本品为复方制剂，其中对乙酰氨基酚具有良好的解热镇痛作用；咖啡因能协同增强解热镇痛效果；盐酸氯哌丁有抑制咳嗽中枢作用；盐酸麻黄碱可使肿胀鼻黏膜血管收缩，增加鼻腔通畅以缓解感冒症状；马来酸氯苯那敏为抗组胺药，有抗过敏作用；菠萝蛋白酶口服后能加强体内纤维蛋白的水解作用，将阻塞于组织的纤维蛋白及血凝块溶解，从而改善体液的局部循环，导致炎症和水肿的消除。用于发热头痛、喉痛及鼻咽部其他症状（如鼻塞、流涕、咳嗽、痰涎等）。

【用法】口服：2 粒 / 次，3 次 / d。7～14 岁儿童减半。饭后服用。

【注意】

（1）本品为复方制剂。胶囊剂每粒含对乙酰氨基酚 150 mg，咖啡因 12.5 mg，盐酸麻黄碱 5 mg，马来酸氯苯那敏 1.25 mg，盐酸氯哌丁 6 mg，菠萝蛋白酶 1.55 万 U。

（2）不良反应：部分人有口渴的感觉；极少数人有嗜睡感。

（3）对制剂中任何一种成分过敏者禁用。

（4）避免同时服用降压药、抗抑郁药、单胺氧化酶抑制剂，避免饮酒。

（5）机动车驾驶员或机械操作者应避免应用。

（6）儿童及 70 岁以上的病人使用时应减量。

（7）孕妇和哺乳期妇女慎用。

（8）服用本品后如出现红斑或水肿症状，应立即停药。

（9）如服用过量，请立即向医务人员求助。

（10）当药品性状发生改变时禁止服用。

（11）儿童必须在成人监护下使用。请将此药品放在儿童不能接触的地方。

（12）为防止药物过量，服用本品时，不宜同时服用与本品具有相同成分的抗感冒药。如正在服用其他药品，使用前请咨询医生或药师。

【制剂与规格】口服剂型：力克舒胶囊，24 粒。

十、索米痛片 Sorruton

【应用】解热、镇痛、抗风湿。用于发热、头痛、神经痛、牙痛、月经痛、肌肉痛、活动性风湿病及类风湿性关节炎等。

【用法】口服：1～2 片 / 次，3 次 / d。

【注意】

（1）本品为复方制剂。片剂每片含氨基比林 150 mg，非那西丁 150 mg，咖啡因 50 mg，苯巴比妥 15 mg。

（2）长期应用可引起中毒及肾损，不宜长期服用。

【制剂与规格】 口服剂型：索米痛片，24 片。

十一、复方对乙酰氨基酚 Compound Paracetarnol

【别名】复方扑热息痛。

【应用】解热镇痛药。用于感冒发烧及各类痛症，如头痛、牙痛、偏头痛、肌肉痛、经痛、神经痛、风湿痛，亦适用于小手术或脱牙后疼痛。

【用法】口服：1～2 片 / 次，3 次 / d。

【注意】

（1）本品为复方制剂。片剂每片含扑热息痛 250 mg，异丙苯替比林 150 mg，咖啡因 50 mg。

（2）不良反应：罕见过敏反应。极大剂量下，可致肝损害。

（3）禁用于肾脏功能严重失调，先天性缺乏葡萄糖-6－磷酸脱氢酶，急性肝脏紫质症及对本品过敏者。

(4)12 岁以下儿童、孕妇慎用。

（5）不应长期或大量使用。服用时，不饮含酒精饮品。

【制剂与规格】 口服剂型：散利痛片，450 mg×20 片。

十二、布洛芬 Ibuprofen

【别名】布洛芬。

【应用】消炎、镇痛、解热作用较强，用于类风湿关节炎、扭伤、劳损、肩周炎、滑囊炎、肌腱及腱鞘炎、痛经、牙痛、腰背痛及发热等。

【用法】口服：1～2 粒 / 次，2 次 / d。

【注意】

（1）不良反应：偶见轻度消化不良，皮疹，胃肠道溃疡及出血，ALT 升高等。

（2）严重胃、十二指肠溃疡病及支气管哮喘者，心功能不全及高血压病人，孕妇及哺乳期妇女慎用。

【制剂与规格】口服剂型：芬必得胶囊，300 mg×20 粒。

十三、复方氯唑沙宗 Composite Chlorzoxatone

【应用】本品系由中枢性骨骼肌松弛剂氯唑沙宗和抗炎镇痛药对乙酰氨基酚组成的复方制剂。对乙酰氨基酚可使氯唑沙宗的肌松作用增强，两者在镇痛方面有协同作用。主要用于各种急性骨骼肌损伤。

【用法】口服：2 片 / 次，3～4 次 / d，疗程 10 d。

【注意】

（1）本品为复方制剂。片剂每片含氯唑沙宗 125 mg，对乙酰氨基酚 150 mg。

（2）不良反应：轻度的嗜睡、头晕、头痛、恶心等。

（3）孕妇和肝、肾功能损害者慎用。

（4）与吩噻嗪类、巴比妥酸类衍生物等中枢抑制剂及单胺氧化酶抑制剂合用时，应减少本品用量。

【制剂与规格】口服剂型：鲁南贝特片，200 mg×24 片。

十四、双氯芬酸钠 Diclofenac Sodium

【别名】双氯芬酸。

【应用】强效消炎、镇痛、解热药。用于类风湿关节炎、神经炎、红斑狼疮及癌症、术后疼痛，以及各种原因引起的发热。

【用法】口服：100～150 mg / d，分 2～3 次服用。外用：涂患处，3 次 / d。每次用时依据病变范围及不同产品的浓度。

【注意】

（1）不良反应：胃部不适、皮疹、头痛，罕见气喘、浮肿及皮肤、巩膜变黄。外用偶有皮肤瘙痒、发红、刺痛、骤发皮疹。

（2）消化性溃疡、血液系统异常、肝肾功能损害、高血压、心脏疾病病人慎用。

（3）长期服用本品应检查肝功能。

【制剂与规格】口服剂型：扶他林缓释片，75 mg×10 片；戴芬肠溶胶囊，75 mg×10 粒。外用剂型：扶他林乳胶，20 g：200mg。

十五、辣椒碱 Capsaicin

【应用】适用于缓解由风湿引起的肌肉和关节疼痛，以及背部疼痛和扭伤、拉伤引起的疼痛。

【用法】外用：成人及 2 岁以上儿童，均匀涂抹于疼痛部位，1～2 个黄豆粒大小的用量 / 次，3～4 次 / d。2 岁以下儿童使用须遵医嘱。

【注意】

（1）不良反应：偶有在用药部位产生烧灼感和刺痛感，但随时间的延长和反复用药会减轻或消失。

（2）对本品及其成分过敏者禁用。

（3）本品仅可用于完整皮肤，不用于皮肤损伤部位。

（4）使用本品后请用肥皂将手洗净，勿与眼睛及黏膜接触。

（5）本品仅供外用，切勿入口。

（6）请妥善保管，避免儿童接触。

（7）如使用本品一周，局部疼痛未缓解，请咨询医师。

（8）无孕妇及哺乳期妇女用药经验，故不推荐使用。

【制剂与规格】外用剂型：辣椒碱软膏，20 g。

十六、洛索洛芬 Loxoprofen

【应用】类风湿关节炎，变形性关节炎，腰痛症，肩周炎，颈肩腕综合征。手术后、外伤后及拔牙后的镇痛消炎。急性上呼吸道炎症的解热镇痛。

【用法】口服：60 mg / 次，2～3 次 / d 或 60～120 mg 顿服。可根据年龄、症状做调整。空腹时不宜服药。

【注意】

（1）不良反应：休克、溶血性贫血、皮肤一黏膜一眼综合征、急性肾功能不全、肾病综合征、间质性肺炎、皮疹，腹痛、胃部不适等消化系统症状，头痛、贫血、白细胞血小板减少，ALT、AST、ALP升高等。

（2）有消化性溃疡、严重肝肾功能障碍、严重的心功能不全及对本药过敏者、阿司匹林喘息及有阿司匹林喘息既往史的病人和妊娠妇女禁用。有上述病既往史者、支气管喘息的病人及高龄病人慎用。

（3）长期给药要定期进行临床检查（尿液、血液学、肝功能检查等）。

（4）避免与其他消炎镇痛药同用。

（5）老龄病人应从小量给药开始。小儿给药的安全性未明确。

【制剂与规格】口服剂型：乐松片，60 mg×20片。

十七、塞来昔布 Celecoxid

【应用】COX-2特异性抑制剂。适用于治疗急性期或慢性期骨关节炎和类风湿关节炎的症状和体征。

【用法】口服：骨关节炎，200 mg，1～2次/d。临床研究中也曾用至400 mg/d的剂量。类风湿关节炎，100 mg或200 mg/次，2次/d。临床研究中的剂量曾用至800 mg/d。老年人不必调整剂量。

【注意】

（1）不良反应：头痛、眩晕、便秘、恶心、腹痛、腹泻、消化不良、胀气、呕吐等。

（2）对本品中任何成分过敏者、已知对磺胺过敏者、妊娠期及哺乳期妇女禁用。

（3）阿司匹林或其他非甾类抗炎药诱发哮喘、荨麻疹或急性鼻炎的病人避免服用。

（4）可与甲氨蝶呤、酮康唑、抗酸剂（铝剂和镁剂）、苯妥英、格列苯脲、甲苯磺丁脲联合使用。在本品和华法林或其他类似药物联合应用的头几天，或本品的剂量改变后数天内，应密切监测其抗凝血作用。

【规格】口服剂型：西乐葆胶囊，200 mg×6粒。

十八、洛芬待因 Ibuprofen and Codeine Phosphate

【应用】中等强度疼痛止痛。适用于术后痛和中度癌痛止痛。

【用法】口服：成人首次剂量 2 片。如需再服，1～2 片 / 4～6 h，最大剂量 6 片 / d，连续服用不超过 7 d。

【注意】

（1）本品为复方制剂。片剂每片含布洛芬 200 mg，磷酸可待因 12.5 mg。

（2）不良反应：偶有轻微不良反应，如恶心、乏力、多汗、便秘。停药后可自行消失。

（3）对本品过敏的病人禁用。

（4）本品按第二类精神药品管理。

（5）不要超服规定剂量。

（6）不明原因的疼痛应在医师诊断后遵医嘱服用。

（7）有胃炎、胃肠道溃疡者，不宜经常服用。

（8）心功能不全及高血压病人慎用。

（9）本品中的磷酸可待因可透过胎盘，并可自乳汁排出，故孕妇、产妇及哺乳期妇女慎用。

(10)12 岁以上儿童遵医嘱服用，12 岁以下儿童不宜服用。

（11）老年病人慎用。

【制剂与规格】口服剂型：可普芬片，20 片。

十九、氟芬那酸丁酯 Butyl Flufenamate

【应用】本品为外用非甾体类抗炎药物，对慢性湿疹、非感染性亚急性湿疹、慢性单纯性苔藓等皮肤疾病具有治疗作用。

【用法】外用：成人每次适量涂于患处，2 次 / d，或遵医嘱。

【注意】

（1）不良反应：本品为外用非甾体类抗炎药物，用药安全，个别病人有轻度皮肤刺激反应，停用 2 d 后即恢复正常。

（2）本品仅供皮肤外用，请勿当作眼科药物使用。

（3）本品为外用药物，严禁口服。如因使用不当或误服而引起不良反应（包括全身及局部反应），可采用治疗非甾体抗炎药物中毒的治疗措施。

【制剂与规格】外用剂型：布特软膏，10 g：500 mg。

二十、氨基葡萄糖 Glucosamine

【应用】能刺激软骨细胞产生有正常多聚体结构的蛋白多糖，抑制损伤软骨的酶如胶原酶和磷脂酶 A2，并防止损伤细胞的超氧化物自由基的产生，从而阻断骨性关节炎的病理过程，防止疾病进展，改善关节活动，缓解疼痛。用于全身所有关节的骨性关节炎（膝关节、髋关节、脊髓、肩、手、腕关节和踝关节等）。

【用法】口服：1～2 粒 / 次，3 次 / d，饭时服，持续 4～12 周，每年重复治疗 2～3 次。

【注意】

（1）不良反应：偶见轻微短暂的胃肠道反应。如恶心及便秘。

（2）对本品过敏病人禁用。孕妇应在严密监护下服用。

（3）本品宜在饭时或饭后服用，可减少胃肠道不适，特别是有胃溃疡的病人。

（4）严重肝、肾功能不全者慎用。

（5）用一疗程后，症状未缓解，请咨询医师或药师。

（6）当本品性状发生改变时禁用。

（7）请将此药品放在儿童不能接触的地方。

【制剂与规格】 口服剂型：葡立胶囊，240 mg×24 粒；伊索佳胶囊，314 mg×24 粒。

第二节　抗痛风药

一、别嘌醇 Allopurinol

【应用】抑制黄嘌呤氧化酶活性，使尿酸生成减少。用于痛风，痛风性肾病。

【用法】口服：降低血中尿酸浓度，开始 50 mg / 次，2～3 次 / d，剂量渐增，2～3 周后增至 200～400 mg / d，分 2～3 次。维持量：100～200 mg / 次，2～3 次 / d，治疗尿

酸结石，100～200 mg / 次，1～4 次 / d 或 300 mg，1 次 / d。

【注意】

（1）不良反应：皮疹、腹泻、腹痛、低热、暂时性转氨酶升高或粒细胞减少，白内障、末梢神经炎、肝损害等。

（2）服用初期可诱发痛风，故于开始 4～8 周内可与小剂量秋水仙碱合用。

（3）宜饭后服用，服药期间多饮水，并使尿液呈中性或碱性以依他尼酸排泄。

（4）不与氯化钙、维生素 C、呋塞米、美加明及吡嗪酰胺合用。

（5）与嘌呤类药，如 6-MP 合用时，应将后者之量减为常用量 3 / 4。

（6）孕妇、乳母、肝功能不良者慎用。

【制剂与规格】口服剂型：别嘌醇片，100 mg×100 片。

二、苯溴马隆 Benzbromarone

【应用】抑制肾小管对尿酸的重吸收而降低血中尿酸浓度。用于原发性和继发性高尿酸血症，以及各种原因引起的痛风。

【用法】口服：初始每天早餐后服 50 mg，服用 1～3 周内经检查血清中尿酸浓度，降至正常范围时，改 50～100 mg / d。

【注意】

（1）不良反应：偶有消化道不适，皮肤过敏症及单项转氨酶增高。

（2）中等或严重肾功能不足者、孕妇、哺乳期妇女禁用。

（3）开始治疗时，每天饮用液体量不得少于 1.5～2 L。

（4）急性痛风性关节炎时，不要用药，以防转移性痛风。

（5）给药最初几天合用秋水仙碱或抗炎药，以避免初期痛风急性发作。

【制剂与规格】口服剂型：尤诺片，50 mg×10 片。

第六章　麻醉用药

第一节　全身麻醉药

一、异氟烷 Isoflurane

【应用】具有良好的麻醉作用，诱导麻醉及苏醒均较快，对循环影响小。用于吸入麻醉。

【用法】吸入：在不同年龄组，人类最低肺泡浓度平均值：0～1 个月为 1.6%，1～6 个月为 1.87%，6～12 个月为 1.8%，1～5 岁为 1.6%，25 岁组为 1.28%，45 岁组为 1.15%，65 岁组为 1.05%。术前用药：多选用抗胆碱药物，儿科吸入诱导时可适当使用。诱导：吸入前，常用短效巴比妥类，或其他静脉诱导药物。可交替吸入本药及氧气或本药及氧气／氧化亚氮混合气体。本药的吸入浓度由 0.5%开始，在 7～10 min 内，浓度逐渐提高到 1.5%～3%。维持：可用 1%～2.5%的本药加氧／氧化亚氮混合吸入，如单独混合氧气，本药浓度要增加 0.5%～1%。用于剖宫产，在氧／氧化亚氮混合气体中，本药浓度为 0.5%～0.75%最为合适。老年病人维持浓度应较正常低，并加用其他药物。

【注意】

（1）不良反应：可见低血压，呼吸抑制。偶见心律失常，血白细胞计数增加。复苏期偶见寒战、恶心、呕吐。

（2）对本药过敏，及已知或怀疑有遗传性易感恶性高热的病人禁用。

（3）除剖宫产以外，孕妇慎用。颅内高压病人慎用。

（4）密切监护血压变化。

（5）对去极化和非去极化肌松剂均有一定增强作用。

【制剂与规格】外用剂型：异氟烷吸入剂，100 ml；宁芬吸入剂，100ml。

二、七氟烷 Sevoflurane

【应用】适用于成人及儿科病儿的院内手术及门诊手术的全身麻醉的诱导和维持。

【用法】吸入：通过专用的蒸发器吸入。用于诱导麻醉：以本品与氧气或氧气／氧化亚氮混合气体诱导，诱导剂量为0.5%～5.0%。用于维持麻醉：通常以4%以下的浓度配以氧气或氧气／氧化亚氮混合物维持外科麻醉状态。

【注意】

（1）不良反应：与所有的吸入麻醉剂一样，七氟烷可导致剂量相关性心肺功能低下、术后恶心和呕吐。偶尔会引起低血压、心律失常、激动不安、哮喘等。

（2）本品应通过经特殊校准过的专用挥发器来使用。

（3）对于有颅压升高危险的病人应慎用。

（4）和其他药物相似，本品与静脉麻醉药如丙泊酚合用时可降低其使用浓度。

（5）七氟烷禁用于已知对本品过敏的病人；禁用于已知或怀疑有恶性高热遗传史的病人。

【制剂与规格】外用剂型：凯特力吸入剂，120 ml；喜保福宁吸入剂，250 ml。

三、氯胺酮 Ketamine

【应用】选择性地抑制大脑及丘脑，有较强的镇痛作用。用于全麻诱导、烧伤清创、小儿麻醉及各种体表小手术。

【用法】静注：全麻诱导每次1～2 mg／kg，缓慢注射。全麻维持，每次0.5～1 mg／kg。肌注：用于儿童基础麻醉，每次4～8 mg／kg，极量，静注4 mg(kg·min)，肌注13 mg／kg。

【注意】

（1）不良反应：可见恶心、呕吐、唾液分泌过多、错觉、躁动、谵妄，过量可产生呼吸抑制。

（2）高血压、颅内高压、青光眼及严重心功能代偿不全者及癫痫病人忌用。

（3）产生呼吸抑制时不宜使用呼吸兴奋剂。

（4）对咽喉或支气管的手术或操作，不应单用本品，必须加用肌松剂。

（5）巴比妥不能与本品用同一注射器。

【制剂与规格】注射剂型：氯胺酮注射液，2 ml：100mg。

四、羟基丁酸钠 Sodium Hydroxybutyrate

【应用】静脉麻醉药。常用于全身麻醉或诱导麻醉，以及局麻、腰麻的辅助用药。适用于老人、儿童及脑、神经外科手术，外伤、烧伤病人的麻醉。

【用法】诱导麻醉：静脉注射，成人 60 mg / kg；注射速度 1 g / min。维持麻醉：静脉注射，每次 12～80 mg / kg。极量：总量每次 300 mg / kg。

【注意】

（1）不良反应：单用或注射过快可出现运动性兴奋、谵妄、肌肉抽动等，甚至呼吸停止。

（2）本品能抑制氮的分解代谢，促进钾离子进入细胞而引起血钾过低，故需同时给予钾盐。

（3）严重高血压、酸血症、心脏房室传导阻滞以及癫痫病人禁用。

【制剂与规格】注射剂型：羟基丁酸钠注射液，10 ml：2.5 g。

五、咪达唑仑 Midazolam

【别名】咪达唑仑。

【应用】催眠作用迅速，还有抗焦虑、抗惊厥和肌松作用。用于各种失眠症和睡眠节律障碍，特别适用于入睡困难者。亦可用于术前、麻醉诱导和维持麻醉的短型睡眠诱导剂。

【用法】口服：成人 15 mg，就寝前即刻服用。术前：静注，初始剂量 2.5～5 mg，可单用或与抗胆碱药合用。肌注：成人 0.1～0.15 mg / kg，儿童平均剂量稍高于成年 0.15～0.20 mg / kg。应于麻醉诱导前 20～30 rain 给药。麻醉诱导：静注 10～15 mg。儿童肌注，建议本品与氯胺酮合用。咪达唑仑肌注 0.15～0.20 mg / kg，氯胺酮肌注 8 mg / kg。

【注意】

（1）不良反应：有较好的耐受性，通常动脉压轻微下降，心率和呼吸轻微改变。

（2）对地西泮过敏者，孕妇和哺乳期妇女禁用。重症肌无力，衰弱或慢性病、肺阻塞性疾病、慢性肾衰、肝功能损害或充血性心衰等慎用。

（3）长期静注突然撤药有戒断综合征。

【制剂与规格】注射剂型：多美康注射液，5 ml：5 mg。

六、依托咪酯 Etomidate

【应用】临床上主要适用于：

（1）各种小手术或诊断操作时，可单独使用本品进行麻醉。对于需要肌肉松弛的手术，应加用肌肉松弛剂；对于内脏牵引较重的手术，应配合其他药物。

（2）作为其他全身麻醉的诱导剂使用。

（3）辅助麻醉性能较弱的麻醉剂进行麻醉，或与其他全身或局部麻醉复合使用。

【用法】

（1）成人常用量：全麻诱导，静脉注射 1～2 mg / kg，注射应较慢（60 s 以上）。全麻维持，静脉注射 0.5～1 mg / kg。

（2）小儿基础麻醉，肌内注射，4～8 mg / kg。

（3）剂量：静脉注射 4 mg / (kg·min)；肌内注射，13 mg / kg。

【注意】

（1）高血压并有脑出血病史者，高血压病人收缩压高于 21.3 kPa（160 mmHg）或舒张压高于 13.3kPa（100 mmHg）者，青光眼以及严重心功能代偿不全者忌用。

（2）不良反应：本品过量时可产生呼吸抑制，此时应施行辅助（或人工）呼吸，不宜使用呼吸兴奋剂。

（3）对咽喉或支气管的手术或操作，不应单用本品，必须加用肌肉松弛剂。

（4）麻醉恢复期中少数病人出现恶心或呕吐，个别病人可呈现幻梦、错觉甚至幻觉，有时并伴有谵妄、躁动现象，为减少此种不良反应，需避免外界刺激（包括语言等），必要时静脉注射少量短效巴比妥（但注意巴比妥与本品不可使用同一注射器）。

【制剂与规格】注射剂型：依托咪酯注射液，10ml：20 mg。

七、丙泊酚 Propofol

【应用】快速、短效全麻药，苏醒完全，有轻微镇痛作用。主要用于全身麻醉的诱导与维持。

【用法】静注或静滴：麻醉诱导，2～2.5 mg / kg（约 40 mg / 10 s，直至产生麻醉效应）。麻醉维持，0.1～0.2 mg / (kg·min)。

【注意】

（1）不良反应：诱导过程可产生低血压和暂时 1 生呼吸暂停。

（2）心脏病、呼吸系统疾病、肝肾疾病及衰弱者慎用，不用于颅内压增高和脑循环障碍的病人，不用于产科麻醉。

【制剂与规格】注射剂型：丙泊酚注射液，20 ml：200 mg；丙泊酚注射液，20 ml：200 mg。

第二节　局部麻醉药

一、布比卡因 Bupivacaine

【应用】麻醉作用强，作用时效长。用于外周神经阻滞和硬膜外腔阻滞等。

【用法】　浸润麻醉：0.1%～0.25%。神经传导阻滞：0.5%～0.75%。用量不超过 200 mg / 次，极量 400 mg / d。

【注意】不良反应：偶见神经兴奋、低血压。

【制剂与规格】注射剂型：丁哌卡因注射液，5 ml：12.5 mg。

二、利多卡因 Lidocaine

【应用】盐酸盐局部麻醉作用较强，穿透性、扩散性亦较强。用于阻滞麻醉及硬膜外麻醉。尚有抗心律失常作用。

【用法】阻滞麻醉 1.0%～2.o%，用量不宜超过 400 mg / 次。表面麻醉 2%～4%，喷雾或蘸药贴敷，总量不超过 100mg / 次。硬膜外麻醉 1%～2%，用量不超过 500 mg / 次。

【注意】

（1）不良反应：静注时可有麻醉样感觉、头晕、眼发黑。用量过大可出现中枢神经系统兴奋现象。

(2) Ⅱ度、Ⅲ度房室传导阻滞及对本品过敏者、有癫痫大发作史者、肝功能严重不全者以及休克病人禁用，心、肝功能不全者应适当减量。

【制剂与规格】　注射剂型：利多卡因注射液，5 ml：100 mg，20 ml：400 mg；利多卡因溶媒用，2 ml：4 mg。

三、丁卡因 Tetracaine

【别名】丁卡因，潘托卡因。

【应用】表面麻醉穿透力强，作用迅速且持续时间长。主要用于黏膜麻醉、神经阻滞、硬膜外腔麻醉等。

【用法】眼科用 0.5%～1 0%溶液，鼻喉科用药 1%～2%溶液，浸润麻醉 0.025%～0.03%溶液，神经阻滞用 0.1%～0.3%溶液，硬膜外麻醉用 0.15%～0.3%溶液。极量：浸润麻醉、神经传导阻滞，0.1 g / 次。

【注意】不良反应：大剂量可抑制心脏传导系统和中枢神经系统。

【制剂与规格】注射剂型：注射用丁卡因，50 mg；丁卡因溶液，4 ml：40 mg。

四、普鲁卡因 Procaine

【别名】普鲁卡因。

【应用】良好的局麻剂。对皮肤黏膜穿透力较弱，注射后潜伏期短，维持时间亦短。用于浸润局麻、神经传导阻滞。

【用法】浸润麻醉 0.25%～0.5%，神经传导阻滞 1%～2%溶液，1 次不超过 1 g，蛛网膜下腔阻滞不超过 150 mg / 次。

【注意】

（1）不良反应：用量过大或快速静注浓溶液可出现恶心、脉速、呼吸困难、谵妄、兴奋、惊厥。有时可出现过敏性休克。

（2）使用前须做过敏试验：0.25%溶液 0.1 ml 皮内注射。

（3）腰麻时常出现血压下降，可在麻醉前肌注麻黄碱 15～20ml 以预防。

（4）不宜与葡萄糖液配伍，因可使局麻作用降低。

【制剂与规格】注射剂型：普鲁卡因注射液，2 ml：40 mg。

五、罗哌卡因 Popivacaine

【应用】长效酰胺类局麻药，有麻醉和镇痛双重效应，大剂量可产生外科麻醉，小剂量则产生感觉阻滞（镇痛）仅伴有局限的非进行性运动神经阻滞。适用于外科手术麻醉：硬膜外麻醉，包括剖宫产术；局部区域阻滞。急性疼痛控制：持续硬膜外输注或间歇性单次用药，如术后或分娩疼痛；局部区域阻滞。

【用法】用于硬膜外阻滞麻醉，包括骨科、妇科、泌尿科等下腹部及下肢手术，常用浓度为0.5%～1%。用于手术后镇痛及分娩镇痛，常用浓度为0.125%～0.2%。外用神经阻滞：剂量越大，起效时间越短，常用浓度0.5%～0.75%。

【注意】

（1）不良反应：常见的是低血压、恶心、心动过缓、焦虑和感觉减退。用药过量和不小心注射入血管可能引起严重的全身反应，包括中枢神经系统和心血管系统毒性反应。中枢神经系统中毒最先出现的是视觉和听觉受干扰、口周麻木、头昏、轻微头痛、麻刺感、平衡失调等，语言障碍、肌肉僵直和肌肉震颤是非常严重的症状。心血管中毒情况更为严重，全身高浓度局麻药会引起低血压、心动过缓、心律失常甚至心跳停止。

（2）对酰胺类局麻药过敏者禁用。严重肝病病人慎用。

（3）在注射前以及注射期间，应仔细回吸以防止静脉内注射。

（4）当需要大剂量注射时，如硬膜外麻醉，建议使用3～5 ml试验剂量的含有肾上腺素的利多卡因。

（5）硬膜外麻醉如先输液扩容或使用血管活性药物，可减少低血压和心动过缓的发生，低血压一旦发生可用5～10 mg麻黄碱静注治疗，必要时可重复用药。

（6）本品在碱性环境中会导致沉淀。

【制剂与规格】注射剂型：耐乐品注射液，10 ml：75 mg。

第三节　镇痛药

一、吗啡 Morphine

【应用】阿片受体激动剂，有镇痛、镇静、镇咳、抑制呼吸及肠蠕动，增强括约肌的紧张性等作用。用于剧烈疼痛、心源性哮喘、心肌梗死，亦用于麻醉前给药。

【用法】口服：5～15 mg / 次，15~60 mg / d；极量：30 mg / 次，100mg / d。皮下注射：5～15 mg / 次，15~40 mg / d；剂量：20 mg/次，60 mg / d。静注：5～10 mg / 次。硬膜外腔注射，剂量 5 mg / 次，用于手术后镇痛。

【注意】

（1）不良反应：便秘、呕吐、尿潴留、眩晕、嗜睡，过量可致昏迷、血压降低、呼吸抑制，极易成瘾。

（2）胆绞痛、肾绞痛需与阿托品合用。

（3）肝功能减退者，慢性阻塞性肺疾患，支气管哮喘，肺源性心脏病，急性左心衰竭晚期并出现呼吸衰竭、颅内高压、颅脑损伤病人，新生儿和婴儿，孕妇及哺乳期妇女禁用。

（4）疼痛原因未明前，忌用本品。

（5）忌与单胺氧化酶抑制剂同用。

（6）中毒时可静注拮抗剂纳洛酮。

【制剂与规格】口服剂型：美施康定控释片，30 mg×10 片。注射剂型：吗啡注射液，1 ml：10 mg。

二、哌替啶 Pethidine

【别名】哌替啶。

【应用】阿片受体激动剂，镇痛和对平滑肌作用与盐酸吗啡相似，但较弱。用于剧烈疼痛，心源性哮喘，麻醉前给药，内脏剧烈绞痛及“人工冬眠”等。

【用法】皮下注射或肌注：25~100 mg / 次；极量 150 mg / 次，600 mg / d。

【注意】

（1）不良反应：头痛、头昏、出汗、恶心、口干、呕吐等，久用成瘾，过量可致瞳孔散大、呼吸抑制意识障碍、血压下降等。

（2）胆绞痛、肾绞痛需与阿托品合用。

(3)“人工冬眠”时可静滴，以5%葡萄糖液250 500 ml稀释后滴入，1岁以下小儿不宜使用。

（4）不宜与异丙嗪多次合用。

【制剂与规格】注射剂型：哌替啶注射液，1 ml：50 mg。

三、布桂嗪 Bucinnazfne

【别名】布桂嗪。

【应用】有镇痛作用，起效快，但对内脏器官的疼痛效果较差。用于偏头痛、三叉神经痛、炎症性及外伤性疼痛、关节痛、痛经、癌症引起的疼痛等。

【用法】口服：60 mg / 次，90～180 mg / d。皮下注射：50～100 mg / 次，1～2 次 / d。

【注意】

（1）不良反应：恶心、头晕、困倦等。

（2）长期应用可致依赖性。

【制剂与规格】注射剂型：布桂嗪注射液，2 ml：100 mg。

四、曲马朵 Tramadol

【应用】适用于中度急慢性疼痛，术后痛、创伤痛、癌性痛、心脏病突发性痛、关节痛、神经痛及分娩痛。

【用法】口服：成人不超过 100 mg / 次，24 h 不超过 400mg，连续用药不超过 48 h，累计用量不超过 800 mg。静脉、皮下、肌内注射：50~100 mg / 次，不超过 400 mg / d。

【注意】

（1）不良反应：偶有恶心、出汗、口干、眩晕和口麻。另外也可能出现头痛、干呕、呕吐、便秘、胃肠道刺激征状和皮肤反应。如果用量大大超过推荐剂量时，则呼吸抑制的可能性不能排除。合并应用其他中枢抑制药物时亦可产生这种情况。

（2）忌与单胺氧化酶抑制剂合用。

（3）乙醇（酒精）、催眠药、镇痛药或精神药物急性中毒者忌用。

（4）长期应用可成瘾。

【制剂与规格】口服剂型：奇曼丁缓释片，100 mg × 6片；舒敏缓释片，100 mg×10片。

五、芬太尼 Fentanyl

【应用】阿片受体激动剂，为强效麻醉性镇痛药。为手术前后的止痛和各种麻醉的辅助药。贴片可用于癌症引起的慢性疼痛。

【用法】肌注或静注：0.05～0.1 rng / 次。外用剂型：1贴 / 3 d，贴于锁骨下胸部皮肤。

【注意】

（1）不良反应：可见呼吸抑制、肌强直、心动过缓、低血压。贴剂可产生相关的恶心、呕吐、便秘、低血压、嗜睡、精神错乱、幻觉、欣快、瘙痒及尿潴留等副作用。

（2）静注应缓慢，以免呼吸抑制。

（3）与中枢抑制剂、全身麻醉剂、安定剂合用时，剂量应减少1 / 4～1 / 3。

（4）急性或术后疼痛、非阿片类镇痛剂有效者、颅内肿瘤、脑外伤、肝肾功能不全、儿童、18岁以下体重不足50kg病人禁用。孕妇、心律失常病人慎用。

（5）不宜与单胺氧化酶抑制剂合用。

（6）有弱成瘾性。

【制剂与规格】注射剂型：芬太尼注射液，2 ml：0.1 mg，10 ml：0.5 mg。外用剂型：多瑞吉贴剂，2.5 mg×5贴。

六、舒芬太尼 Sufentanil

【应用】用于气管内插管，使用人工呼吸的全身麻醉：①作为复合麻醉的镇痛用药。②作为全身麻醉大手术的麻醉诱导和维持用药。

【用法】应根据个体反应以及临床情况的不同来调整舒芬太尼的使用剂量。应当考虑如下因素：病人的年龄、体重、一般情况和同时使用的药物。剂量也取决于手术的难度、需持续时间以及所需的麻醉深度。在计算进一步的使用剂量时应考虑初始用药的作用。在诱导麻醉期间可以加用氟哌利多以防止恶心和呕吐的发生。请注意下述推荐的用药剂量、用药的途径和方法：静脉内快速推注给药或静脉内输注给药。用药的时间间隔长短取决于手术的持续时间。根据个体的需要可重复给予额外的（维持）剂量。成人：当作为复合麻醉的一种镇痛成分应用时：按 0.5～5.0 μg／kg 做静脉内推注或加入输液管中，在 2～10 min 内滴完。当临床表现显示镇痛效应减弱时可按 0.15～0.7 μg／kg 追加维持剂量（相当于舒芬太尼注射液 0.2～1.0 ml／70 kg）。当作为单独的麻醉剂用于静脉给药诱导时：剂量为 8～30μg／kg。当临床表现麻醉效应减低时可按 0.35～1.4μg／kg 追加维持剂量（相当于舒芬太尼注射液 0.5～2.0 ml／70 kg）。其他剂量的信息：①在有如下疾病的病人中，如：非代偿性甲状腺功能减退、肺部疾患（尤其是那些呼吸贮备降低的疾病）、肝（或）肾功能不全、肥胖和酒精中毒等，其用量应酌情给予。对这些病人，建议做较长期术后观察。②在体弱病人和老年病人以及已经使用过能抑制呼吸的药物的病人中，应减少用量。而对那些接受过阿片类药物治疗的或有过阿片类滥用史的病人，则可能需要使用较大的剂量。

【注意】

（1）不良反应：可见典型的阿片样症状，如呼吸抑制、呼吸暂停、骨骼肌强直（胸肌强直）、肌阵挛、低血压、心动过缓、恶心、呕吐、眩晕、缩瞳和尿潴留。在注射部位偶有瘙痒和疼痛。其他较少见的不良反应有：咽部痉挛。过敏反应和心搏停止，因在麻醉时使用其他药物，很难确定这些反应是否与舒芬太尼有关。偶尔可出现术后恢复期的呼吸再抑制。

（2）禁忌证：已知对舒芬太尼或其他阿片类药物过敏者。分娩期间，或实施剖宫产手术期间婴儿剪断脐带之前，不能做静脉内用药，这是因为舒芬太尼可以引起新生儿的呼吸抑制。舒芬太尼不宜用于新生儿、妊娠期和哺乳期妇女。如果哺乳期妇女必须使用舒芬太尼，则应在用药后 24 h 才能再次哺喂婴儿。不应与单胺氧化酶抑制剂同时使用。在使用舒芬太尼前 14 d 内用过单胺氧化酶抑制剂者，不宜用此药。急性肝卟啉症，因用其他药物而存在呼吸抑制者禁用该药。患有呼吸抑制疾病、重症肌无力、低血容量症、低血压的病人必须避免使用该药。

（3）本品按麻醉药品管理：静脉内注射舒芬太尼，只能由受过训练的麻醉医师，在医院和其他具有气管插管和人工呼吸设施的条件下进行。每次给药之后，都应对病人进行足够时间的监测。在颅脑创伤和颅内压增高的病人中需要注意。避免对有脑血流量减少的病人应用快速的静脉推注方法给予阿片类药物。在这类病人中，其平均动脉压降低会偶尔伴有短期的脑灌流减少。深度麻醉时的呼吸抑制，可持续至术后或复发。所以应对这类病人做适当的监测观察，复苏器与药物（包括拮抗剂）应准备到位。呼吸抑制往往和剂量相关的，可用特异性拮抗剂（如：纳洛酮）使其完全逆转。由于呼吸抑制持续的时间可能长于其拮抗剂的效应，有可能需要重复使用拮抗剂。麻醉期间的过度换气可能减少呼吸中枢对 CO2 的反应，也会影响术后呼吸的恢复。舒芬太尼可以导致肌肉僵直（包括胸臂肌肉的僵直），可以通过缓慢的静脉注射药物加以预防（通常在使用低剂量时可以奏效），或同时使用苯二氮唑类药物及肌松弛药。如果术前使用的抗胆碱药物剂量不足，或舒芬太尼与非迷走神经抑制的肌松药合并应用时，可能导致心动过缓甚至发生心搏停止。心动过缓可用阿托品治疗。对甲状腺功能减退、肺病疾患、肝和（或）肾功能不全、老年人、肥胖、酒精中毒和使用过其他已知对中枢神经系统有抑制作用的药物的病人，在使用舒芬太尼时均需要特别注意。建议对这些病人做较长时间的术后观察。给予舒芬太尼后，病人不能驾车与操作机械，直到得到医师的允许。病人应该在家里受到护理并不能饮用含酒精的饮料。剩余溶液应该丢弃。使用前应对容器及溶液进行仔细检查。正常溶液为清澈、无颗粒、无色状。破损容器内药品应丢弃。

【制剂与规格】注射剂型：舒芬太尼注射液，1 ml：0.075 mg。

七、氨酚羟考酮 Oxycodone and Acetarninophen

【应用】适用于各种原因引起的中、重度急、慢性疼痛。

【用法】口服：成人常规剂量为服用 1 片 / 6 h，可根据疼痛程度调整。对于重度疼痛的病人或某些对麻醉类止痛药产生耐受性的病人可超过推荐剂量服用。

【注意】

（1）本品为复方制剂。片剂每片含盐酸羟考酮 5 mg，对乙酰氨基酚 325 mg。

（2）不良反应：可见轻微头痛、头晕、嗜睡、恶心、呕吐，运动时加重，休息时减轻。偶见精神亢奋、烦躁不安、便秘、皮疹和皮肤瘙痒。大剂量应用时，会产生与吗啡类似的不良反应，包括呼吸抑制等。

（3）对羟考酮、对乙酰氨基酚过敏者禁用。

（4）因有加重麻醉药物导致的呼吸衰竭作用的可能，对于脑损伤和颅内压增高的病人，本品禁与麻醉药物合用。

（5）氨酚羟考酮会掩盖急腹症病人的症状，因此，须诊断明确后方可给药。

（6）用氨酚羟考酮时应避免进行精细操作，如驾驶汽车，高空作业等。

（7）不推荐用于孕妇及哺乳期妇女。即将分娩的孕妇大剂量应用氨酚羟考酮，可能会导致新生儿及母亲的呼吸抑制。

（8）对于年老体弱、肝肾功能不全、甲状腺功能减退、前列腺增生、尿道狭窄的病人慎用。

【制剂与规格】口服剂型：泰勒宁片，10 片。

八、氨酚曲马朵 Tramadol and Acetarninophen

【应用】药理作用曲马朵为中枢性阿片镇痛剂，用于中度至重度急性疼痛的短期治疗（不得超过 5 d）。

【用法】口服：按照下述方法服用本品，或遵医嘱。成人和超过 16 岁的儿童根据止痛的需要，服用 1～2 片 / 4～6 h，最多不得超过 6 片 / d。无需考虑食物的影响。尚无本品用于儿童（16 岁以下）的安全性和有效性的资料。老年者用药剂量的选择应慎重，并充分考虑可能发生潜在风险。肾功能不全者目前尚无肾功能损害病人的研究资料，应慎用。如必须使用时，肌酐清除率低于 30 ml / min 的病人，建议延长服药间隔，且用量不得超过 2 片 / 12 h。对肝功能不全者因目前尚无肝功能损害病人的研究资料，故仍不推荐使用。

【注意】

（1）本品为复方制剂。片剂每片含盐酸曲马朵 37.5 mg，对乙酰氨基酚 325 mg。

（2）不良反应：最常见的为中枢神经系统和胃肠道的不良事件。常见的不良事件为恶心、头晕和嗜睡。

（3）已知对曲马朵、对乙酰氨基酚或本品中其他成分或阿片类物质过敏的病人禁用。

（4）乙醇（酒精）、安眠药、麻醉剂、中枢镇痛药、阿片类或精神病药物急性中毒的病人禁用。

（5）曲马朵与下述药物同时服用会增加癫痫发作的危险：单胺氧化酶抑制剂、安定类药物及其他降低癫痫发作阈值的药物。癫痫病人、有癫痫病史的人或被认为有癫痫发作危险的人（如：脑部创伤、代谢异常、酒精和药物的戒断、中枢神经系统感染）发生惊厥的危险升高。曲马朵过量时，使用纳洛酮可能增加癫痫发作的危险。

（6）有可待因和其他阿片类物质过敏史的病人发生过敏反应的危险增加，不宜使用本品。

（7）有呼吸抑制危险的病人慎用本品。当大剂量曲马朵与麻醉药或乙醇同时服用时，可能导致呼吸抑制，可按药物过量处理此种情况。如使用纳洛酮，应慎重，因可引发癫痫。

（8）当病人使用中枢神经系统镇静剂（如乙醇、阿片类物质、麻醉剂、吩噻嗪、镇静剂或镇静催眠药物）时，慎用本品或降低剂量。当病人使用中枢神经系统镇静剂（如乙醇、阿片类物质、麻醉剂、吩噻嗪、镇静剂或镇静催眠药物）时，慎用本品或降低剂量。

（9）颅内压升高或脑部创伤：颅内压升高或脑部创伤的病人慎用本品。

（10）阿片依赖的病人：本品不应用于对阿片依赖的病人。对其他阿片类物质有依赖史的病人，使用曲马朵可能会再次引起机体依赖。

（11）乙醇依赖的病人：长期严重乙醇滥用者服用过量的对乙酰氨基酚，可能增加肝脏毒性的危险。

（12）如果突然停止使用本品，可能会出现戒断症状。突然停用盐酸曲马朵，有罕见的惊恐发作、严重焦虑、幻觉、感觉异常、耳鸣和中枢神经系统症状的报道。临床经验证明逐渐减少药量可减轻戒断症状。

（13）与单胺氧化酶抑制剂和5-羟色胺再摄取抑制剂同时使用：服用单胺氧化酶抑制

剂的病人应特别慎用本品。同时服用曲马朵和单胺氧化酶抑制剂或选择性 5-羟色胺再吸收抑制剂可增加不良反应的危险，包括癫痫和 5-羟色胺综合征。

（14）肾病病人：尚未进行本品用于肾功能损害病人的研究。对于肌酐清除率低于 30 ml / min 的病人，建议延长服药间隔，每 12 h 内服药量不得超过 2 片。

（15）肝病病人：不推荐肝损害病人服用本品。

（16）服用本品不应超过推荐剂量。

【制剂与规格】口服剂型：及通安片，10 片。

九、羟考酮 Oxycodone

【应用】本品为强效镇痛药，用于缓解持续的中度到重度疼痛。

【用法】口服：1 次 / 12 h，用药剂量取决于病人的疼痛严重程度和既往镇痛药的用药史。调整剂量时，只调整每次用药的剂量，而不改变用药次数，即 1 次 / 12 h。首次服用阿片类药物或曾用弱阿片类药物的重度疼痛者，初始用药剂量一般为 5 mg，1 次 / 12 h。继后，根据病情调整用药剂量，最高剂量为 200 mg / 12 h。

【注意】

（1）不良反应：可能出现阿片受体激动剂的不良反应。可能产生耐受性和依赖性。常见不良反应：便秘（缓泻药可以预防便秘）、恶心、呕吐、头晕、瘙痒、头痛、口干、嗜睡和乏力。如果出现恶心和呕吐反应，可用止吐药治疗。

（2）本品按照麻醉药品管理。

（3）本品慎用于下列情况：颅内高压、低血压、低血容量、胆道疾病、胰腺炎、肠道炎性疾病、前列腺肥大、肾上腺皮质功能不全、急性酒精中毒、慢性肝肾疾病和疲劳过度。

（4）可能出现麻痹性肠梗阻的病人，不宜服用。服药期间，一旦发生或怀疑发生麻痹性肠梗阻时，应立即停药。

（5）缺氧性呼吸抑制、颅脑损伤、麻痹性肠梗阻、急腹症、胃排空延迟、慢性阻塞性呼吸道疾病、肺源性心脏病、慢性支气管哮喘、高碳酸血症、已知对羟考酮过敏、中重度肝功能障碍、重度肾功能障碍、慢性便秘、同时服用单胺氧化酶抑制剂，停用单胺氧化酶抑制剂<2 周及孕妇或哺乳期妇女禁用。手术前后 24 h 内不宜使用。

（6）必须整片吞服，不得咀嚼或研磨。如果咀嚼或研磨药片，会导致羟考酮的快速释放与吸收，并可能造成过量中毒。

【制剂与规格】口服剂型：奥施康定片，10 mg×10 片。

第四节 麻醉辅助药

一、琥珀胆碱 Succinylcholine

【应用】去极化型肌松剂。用于气管插管，解除喉痉挛及全麻手术维持肌松，也可用于制止破伤风等惊厥性疾病的肌肉痉挛及内镜检查等。

【用法】气管插管，成人 1～2 mg / kg，儿童 1.0～1.5mg / kg，以生理盐水稀释至 10 mg / ml，极量 250 mg / 次。维持肌松：150 半年 2922.18300 mg//次，溶于 500 ml 5%～10%葡萄糖和 1%～2%普鲁卡因的混合液中，滴速 2～4 mg / min，不超过 300～500mg / 次。

【注意】

（1）不良反应：可见心跳、血压变化，窦性心动过缓，甚至心搏骤停，肌张力增强、肌挛缩、肌痛，大剂量可引起呼吸肌麻痹。

（2）血钾偏高者、脑出血、青光眼、视网膜剥离、白内障手术者禁用。

（3）严重肝功能不全、营养不良、晚期癌症、严重贫血、年老体弱、严重电解质紊乱及使用抗胆碱酯酶药者、孕妇慎用。

（4）不能和巴比妥类配伍。

（5）与利多卡因、普鲁卡因、多黏菌素 B，卡那霉素、吩噻嗪类、普鲁卡因胺、奎尼丁和抗胆碱酯酶药合用需谨慎。

【制剂与规格】 注射剂型：氯化琥珀胆碱注射液，2 ml：100mg。

二、纳洛酮 Naloxone

【应用】化学结构与吗啡相似，能与吗啡类药物竞争阿片受体，而阻止后者与阿片受体的结合。用于吗啡及人工合成镇痛药的急性中毒。

【用法】肌注或静注：0.4～0.8 mg / 次。

【注意】

（1）当用量超过 0.3 mg 时，可引起收缩压上升，记忆力下降。临床上常用纳洛酮逆转阿片类激动剂引起的某些不良反应，如呼吸抑制、淡漠等表现。但纳洛酮同时逆转阿片激动剂所有的作用.包括镇痛。病人会突然出现剧痛，引起明显的交感兴奋、心血管功能亢进。临床表现为血压升高、心率增快、心律失常，甚至肺水肿和心室颤动。因此纳洛酮用量可从一次 0.1～0.2 mg 静注开始，逐步加量，直至病人呼吸恢复而无明显疼痛感。

（2）由于纳洛酮半衰期较短，当作用逆转长效受体激动剂引起的呼吸抑制作用时，可出现呼吸抑制再重复出现。如麻醉期间用吗啡 1.25～1.5mg / kg，术后若用 5～10 μg / kg 纳洛酮逆转吗啡呼吸抑制，数小时后呼吸抑制可再度出现。若先静注纳洛酮 5μg / kg，待 15 min 后再肌注 10μg / kg，则不发生呼吸抑制。

【制剂与规格】注射剂型：金尔伦注射液，1 ml：0.4 mg；凯因诺彤注射液，2 ml：2 mg。

三、阿曲库铵 Atracurium

【应用】非去极化肌松剂，通过竞争胆碱能受体，阻断乙酰胆碱传递而起作用。用于各种外科手术麻醉的肌肉松弛，时效 15～25 min。

【用法】静注：0.3～0.6 mg / kg，需要时可增加 0.1～0.2 mg / kg。

【注意】

（1）某些过敏体质的病人可有组胺释放引起一过性皮肤潮红等。

（2）重症肌无力者，对本品过敏者忌用。

（3）患神经肌肉疾病，严重电解质紊乱及严重心血管疾病者慎用，孕妇慎用。

（4）用药过量可给阿托品或新斯的明对抗。

（5）超过 1 岁儿童其剂量与成人一样。

【制剂与规格】注射剂型：阿曲库铵注射液，2.5 ml：25mg。

四、维库溴铵　Vecuronium

【应用】非去极化型肌肉松弛药，作为全麻的辅助药，用于全身麻醉时的诱导插管和手术中的肌松维持。

【用法】成人初次剂量：0.08～0.1 mg / kg，维持剂量 0.02～0.03 mg / kg。

【注意】

（1）不良反应：过敏反应、组胺释放及类组胺反应。

（2）肥胖病人用量酌减。

（3）剖宫产和新生儿手术剂量不应超过 0.1 mg / kg。

（4）孕妇和哺乳期妇女慎用。

（5）老年者患有心血管疾病、高龄、水肿等会儿导致分布容量增加，均可延长起效时间。

【制剂与规格】注射剂型：维库溴铵注射液，2 ml：4 mg。

五、麻黄碱 Ephedrine

【别名】麻黄素。

【应用】有松弛支气管平滑肌、收缩血管及中枢兴奋作用。作用较肾上腺素温和持久。用于支气管哮喘、过敏性反应、鼻黏膜肿胀、低血压和脊椎麻醉时低血压的防治等。

【用法】　口服：成人 15～30 mg / 次，45～90 mg / d。极量，60 mg / 次，150 mg / d。儿童每次 0.5～1 mg / kg，3 次 / d。皮下或肌注：15～30 mg / 次，45～60 mg / d。极量，60 mg / 次，150 mg / d。

【注意】

（1）不良反应：大量长期使用可有震颤、焦虑、失眠、头痛、心悸、出汗、发热感。

（2）短期反复使用可致快速耐受现象。

（3）高血压、动脉硬化、甲亢、心绞痛等病人禁用。

（4）忌与单胺氧化酶抑制剂（如帕吉林等）合用。

【制剂与规格】注射剂型：麻黄碱注射液，1 ml：30 mg。

第七章　维生素及矿物质缺乏症用药

一、维生素 B1 Vitamin B1

【别名】维生素 B1。

【应用】在体内与焦磷酸结合成辅羧酶，参与机体内糖代谢过程，维持神经、心脏及消化系统的正常功能。且能抑制胆碱酯酶，增加胃肠蠕动和分泌。用于维生素 B1 缺乏病（脚气病）防治及各种疾病的辅助治疗（如全身感染，中枢神经系统损伤，消化不良，心功能不全，高热，糖尿病，甲亢等）。

【用法】口服：10～30 mg / 次，3 次 / d。肌注或皮下注射：50～100 mg / 次，1 次 / d。

【注意】

（1）不良反应：极少数病人在注射时有过敏性休克。

（2）不宜静注。

（3）注射时偶见过敏，甚至过敏性休克，故除急需补充的情况外很少采用注射。

【制剂与规格】口服剂型：维生素 B1 片，10 mg×100 片；注射剂型：维生素 B1 注射液，2 ml：100 mg。

二、维生素 B2Vitamin B2

【别名】核黄素，维生素乙 2。

【应用】参与体内许多氧化还原反应，参与糖、蛋白质及脂肪的代谢，维持眼正常视觉功能。用于角膜炎、结膜炎、口角炎、舌炎、脂溢性皮炎、阴囊炎等。

【用法】口服：5～10 mg / 次，3 次 / d。

【注意】

（1）服后尿呈黄绿色。

（2）宜在食时或食后立即服。

（3）不宜与甲氧氯普胺合用。

【制剂与规格】　口服剂型：维生素 B2 片，5 mg×100 片。

三、维生素 B6 Vitamin B6

【应用】能促进氨基酸的吸收和蛋白质的合成，亦能影响脂肪代谢，用于防治长期大量服用异烟肼引起的周围神经炎、婴儿惊厥、白细胞减少症，局部涂擦治疗痤疮。

【用法】口服：10～20 mg / 次，3 次 / d。肌注、皮下注射、静注：50～100 mg / 次，1 次 / d。

【注意】

（1）不良反应：罕有发生过敏反应。

（2）与左旋多巴合用，可降低其药效。

【制剂与规格】　口服剂型：维生素 B6 片，10 mg×100 片；注射剂型：维生素 B 注射液，1 ml：50 mg。

四、维生素 B12 Vitamin B12

【应用】主要用于治疗恶性贫血，亦与叶酸合用用于治疗各种巨幼红细胞性贫血、抗叶酸药引起的贫血及脂肪泻。

【用法】肌注：0.025~0.1 mg / d 或隔天 0.05～0.2 mg。

【注意】

（1）不良反应：可致过敏反应，甚至过敏性休克。

（2）恶性贫血者口服无效。

（3）不可静脉给药。

【制剂与规格】注射剂型：维生素 B12 注射液，1 ml：0.5 mg。

五、维生素 C Vitamin C

【别名】抗坏血酸，维生素 C。

【应用】

（1）用于治疗维生素 C 缺乏病（坏血病），也可用于各种急慢性传染性疾病及紫癜等辅助治疗。

（2）慢性铁中毒的治疗：维生素C促进去铁胺对铁的螯合，使铁排除加速。

（3）特发性高铁血红蛋白症的治疗。

【用法】口服：50～100 mg / 次，3 次 / d或视病情而定，宜饭后服。静注或肌注：250～500 mg / d，根据病情可加大剂量。静滴：1～5 g / 次，加入5%～10%葡萄糖液中滴入。

【注意】

（1）不良反应：一般毒性极低。大剂量口服可能有恶心、呕吐、腹泻、皮疹、消化不良、肠蠕动亢进及高尿酸血症。

（2）不宜与碱性药物（如氨茶碱，碳酸氢钠，谷氨酸钠等）、维生素B2、三氯叔丁醇、铜、铁离子的溶液配伍，以免影响疗效。

（3）与维生素K3配伍，发生氧化还原反应，使两者疗效均减弱或消失。

（4）与肝素或华法林并用，可引起凝血酶原时间缩短。

（5）长期服用应加用维生素B1和维生素B12，以免引起维生素B1和维生素B12缺乏症。

（6）大量长期服用本品停药时，宜逐渐减量停药。

（7）制剂色泽变黄后不可应用。

【制剂与规格】 口服剂型：维生素C片，100 mg×100片；注射剂型：维生素C注射液，5 ml：1.0 g。

六、复合维生素B Vitamin B Co.

【应用】用于营养不良、厌食、脚气病、癞皮病及因缺乏维生素B族所致的各种疾病做辅助治疗。

【用法】口服：1～3片 / 次，3次 / d。

【注意】本品为复方制剂。片剂每片含维生素B1 3 mg，维生素B2 1.5 mg，维生素B6 0.2 mg，NAA 10 mg。

【制剂与规格】口服剂型：复合维生素B片，100 片。

七、干酵母 Dried Yeast

【别名】干酵母。

【应用】富含B属维生素。用于防治维生素B属缺乏症及消化不良的辅助治疗。

【用法】口服：0.5～4 g / 次；小儿300～900 mg / 次，均3次 / d，嚼碎后服。

【注意】本品嚼碎后服。

【制剂与规格】口服剂型：干酵母片，200 mg×80片。

八、水溶性维生素 Soluvit

【应用】为静脉营养必不可少的成分之一，用于满足对水溶性维生素的需要。

【用法】静注：10 kg以上儿童及成人，1瓶 / d，10 kg以下儿童1 / 10瓶 / (kg·d)。

【注意】

（1）本品为复方制剂。注射剂每瓶含维生素B1 3.2 mg，维生素B2 3.6 mg，NAA 40 mg，维生素B6 4.0 mg，泛酸15 mg，维生素C 100 mg，生物素60μg，叶酸0.4 mg，维生素B12 5.0μg，甘氨酸300 mg，依地酸二钠0.5 mg，对羟基苯甲酸甲酯0.5 mg。

（2）不良反应：可发生过敏反应。

（3）用注射用水或葡萄糖液溶解稀释后于24 h内用完。

（4）混合液应避光。

【制剂与规格】注射剂型：九维他（注射用），7 ml；水乐维他（注射用），10 ml。

九、维生素A VitaminA

【别名】维生素A，视黄醇，维生素A。

【应用】能维持上皮组织，如皮肤、角膜的正常功能和结构的完整，参与视紫红质的合成，增加视网膜的感光性能，并参与体内许多氧化过程，与肾上腺皮质类固醇的合成亦有关系。用于维生素A缺乏症，如皮肤粗糙、干燥、角膜软化症、眼干燥症、夜盲症。

【用法】口服：严重缺乏，10万U / d，3 d后改为5万U / d，给药2周后，1万～2万U / d，用药2个月。轻度缺乏，1万～2.5万U / d，2～3次 / d。补充需要，哺乳期妇女 5 000 U / d，婴儿 600～1 500 U / d，儿童 2 000～3 000 U / d。

【注意】

（1）长期大剂量应用可引起维生素 A 过多症。

（2）孕妇日剂量不超过 5 000 U。

【制剂与规格】口服剂型：维生素 A 胶丸，2.5 万 U×100 粒。

十、脂溶性维生素 vitalipid

【应用】本品为多种脂溶性维生素注射乳剂，用于补充脂溶性维生素的需要。适用于需要补充脂溶性维生素的肠外营养者。

【用法】

（1）成人及 11 岁以上小儿：10 ml 加入脂肪乳注射液 500 ml 内，24 h 内滴完。

(2)<11 岁及婴儿：1 ml / (kg·d)，1 d 剂量不超过 10 ml。亦可用本品 10 ml，加入 1 瓶复方水溶性维生素注射液内，使溶解后加入脂肪乳注射液中。

【注意】

（1）本品为复方制剂。注射剂每 10 rnl 含维生素 A 99μg，维生素 D2 0.5 μg，维生素 E 910μg，维生素 K1 15μg，精馏大豆油 100 mg，精制卵磷脂 12 mg，甘油 22.5 mg，适量氢氧化钠及注射用水。

（2）必须在用前 1 h 配制，须稀释后才能静脉滴注。

（3）本品含维生素 K1，不宜与双香豆素类抗凝血药合用。

【制剂与规格】注射剂型：维他利匹特注射液，10 ml。

十一、呋喃维生素 B1Fursultiamine

【应用】在体内能迅速转变成活性型维生素 B1，不为体内维生素 B1 分解酶分解，作用维持时间较维生素 B1 迅速而持久，尤对神经系统疾病疗效显著。用于神经痛、神经炎、脊髓灰质炎后遗症、小儿遗尿症等，亦用于过剧运动后的疲劳消除，手术后的麻醉，感觉障碍及应用抗血吸虫病药后引起的头昏、头痛、乏力、食欲减退及链霉素等所引起的听觉障碍等。

【用法】口服：25～50 mg / 次，3 次 / d。

【注意】不良反应：偶有头昏、乏力、恶心、呕吐。

【制剂与规格】口服剂型：呋喃维生素 B1 片，25 mg×100 片。

十二、维生素 AD Vitamin AD

【应用】用于防治维生素 A、D 缺乏症，如小儿佝偻病、手足搐搦症、孕妇和哺乳期妇女的骨软化症及夜盲症、眼干燥症、角膜软化以及皮肤干燥、角化等，亦适用于老年骨质疏松症、感染性及慢性疾病者。

【用法】 口服：1 粒 / 次，1 次 / d。将胶丸尖端剪开，将液体滴入婴儿口中或直接嚼服胶丸。孕妇、哺乳期妇女及 1 岁以下婴儿服绿色胶丸，1 岁以上服粉色胶丸。

【注意】

（1）本品为复方制剂。绿色胶丸每粒含维生素 A 1 500 U，维生素 D 500 U。粉色胶丸每粒含维生素 A 2 000 U，维生素 D 700U。

（2）不良反应：一次大剂量或长期过量服用可引起中毒反应。

【制剂与规格】口服剂型：维生素 AD 胶丸，100 粒。

十三、维生素 E Vitamin E

【别名】生育酚。

【应用】促进人体新陈代谢、增强体质活力、增进血液循环、防止动脉硬化、减少组织衰退及调整生育功能等。用于冠心病，动脉硬化，习惯性流产，先兆流产，不孕症，更年期障碍，月经失调，新生儿硬肿症，肌营养不良，肌痉挛，冻疮，下肢溃疡及红斑狼疮等。

【用法】口服：10～100 mg / 次，2～3 次 / d。

【注意】

（1）不良反应：大剂量长期应用，部分病人可有血栓形成、月经过多、恶心、头痛、疲劳、眩晕、视力模糊等，个别会有唇炎，口角炎，胃肠功能紊乱，肌无力。偶有低血糖，血栓性静脉炎，凝血酶原降低。

（2）如食物中硒、维生素 A、含硫氨基酸不足时，或含有大量不饱和脂肪酸时，其需要量将大为增加。

（3）氢氧化铝、矿物油及硫糖铝可影响本品吸收。

（4）避免香豆素及其衍生物和大量本品同用。

【制剂与规格】口服剂型：维生素 E 胶丸，10 mg×100 粒；全方胶丸，100 mg×28 粒。

十四、腺苷钴胺 Cobamamide

【别名】辅酶维生素 B12，辅酶 B12。

【应用】用于巨幼红细胞贫血、营养不良性贫血、妊娠期贫血等。也用于神经性疾患（如多发性神经炎、神经根炎、三叉神经痛、坐骨神经痛、神经麻痹、营养性神经疾患）以及放射线和药物引起的白细胞减少症。

【用法】口服：0.5～1.5 mg / 次，1.5～4.5 mg / d；肌注：0.5～1 mg / 次，1 次 / d。

【注意】本药注射液启封后应尽快使用。

【制剂与规格】注射剂型：福欣康林（注射用），0.5 mg。

十五、氯化钙 Calcium Chloride

【应用】能降低毛细血管通透性和增加致密度。有消炎、消肿及抗过敏等作用，并能保持神经肌肉正常兴奋性及与镁离子有拮抗作用，亦有缓解平滑肌痉挛的作用。用于过敏性疾病、手足抽搐、佝偻病、各种绞痛及镁中毒。

【用法】静注：0.5～1 g 以 25％葡萄糖液 10～20 ml 稀释，1 次 / d。

【注意】

（1）不良反应：静注时有全身发热感，注射过快会引起心律失常，甚至心搏骤停。

（2）在应用强心苷期间或停药后 7 d 内，忌用本品。

（3）5％溶液不可直接静注，亦不宜作皮注或肌注。

（4）静注速度应缓慢，并注意不要漏出血管外。

【制剂与规格】注射剂型：氯化钙注射液，10 ml：500 mg。

十六、葡萄糖酸钙 Calcium Gluconate

【应用】同氯化钙，但含钙量较氯化钙低，对组织刺激性小。

【用法】 口服：0.5～2 g / 次，3 次 / d。儿童 0.5～1 g / 次，3 次 / d。静注：1～2 g，以 25%葡萄糖液 20 ml 稀释，1 次 / d。

【注意】参见氯化钙项下。

【制剂与规格】注射剂型：葡萄糖酸钙注射液，10 ml：1 g。

十七、多种微量元素 Multi-Trace Elements

【应用】 电解质和微量元素浓缩液，供成人静脉营养用。

【用法】静滴：10 ml 加入 500～1 000 ml 5%～10%葡萄糖或凡命注射液，输注时间为 6～8 h，不宜超过 12 h。

【注意】

（1）本品为复方制剂。注射剂每 10 ml 含钙 5 mmol，镁 1.5 mmol，铁 50 μmol，锌 20μmol，锰 40 μmol，铜 5μmol，氟 50μmol，碘 1μmol，氯 13.3 mmol，钠、钾<1 mmol。

（2）肾功能不全和不耐果糖者忌用。

（3）稀释液除葡萄糖外亦可用复方氨基酸液。

（4）不得添加其他药物。

【制剂与规格】注射剂型：安达美（注射用），10 ml。

十八、维生素 D 碳酸钙 Vitamin D Calcium

【应用】能促进钙、磷在肠内的吸收，并促进骨骼的正常钙化。用于预防和治疗成人由于钙和维生素缺乏引起的疾病，如骨质疏松症、佝偻病、妊娠及哺乳期缺钙。

【用法】口服：1～2 片 / d。

【注意】

（1）本品为复方制剂。片剂每片含碳酸钙 1 500 mg（钙 600 mg），维生素 D3125 U。

（2）高钙血症病人慎用。

【制剂与规格】 口服剂型：钙尔奇 D 片，600 mg×30 粒。

十九、硒酵母 Swlenious Yeast

【应用】补硒药。适用于低硒的肿瘤、肝病、心脑血管疾病病人或其他低硒引起的疾病。

【用法】口服：100～200 mg / 次，1～2 次 / d 或遵医嘱。

【注意】本品用于低硒营养状态的人群，并按本用法用量嚼碎后服用。

【制剂与规格】口服剂型：富希康胶囊，100 mg×30 粒。

二十、维生素 K1　Vitamin K1

【应用】肝脏利用其合成凝血酶原，因子Ⅶ、Ⅸ、X。用于凝血酶原过低症、维生素 K 缺乏症、阻塞性黄疸、胆瘘手术前、新生儿出血症，服过量双香豆素及水杨酸所致出血等。

【用法】肌注或静滴：10 mg/次，1～2 次 / d 或视病情而定。

【注意】

（1）不良反应：静注可引起面颊潮红、出汗、胸闷。新生儿可能出现高胆红素血症。

（2）一般不作静注，必要时速度不超过 4～5 mg / min。

【制剂与规格】注射剂型：维生素 K1 注射液，1 ml：10 mg。

二十一、复方维生素 Compound Vitamin

【应用】本品为补充维生素用药。本品适用于经胃肠道营养摄取不足（如营养不良或胃肠道吸收障碍等），或胃肠营养禁忌者。

【用法】静滴：将本品 2 ml 加入 500 ml 葡萄糖、氯化钠、氨基酸等输液中，在避光条件下静脉滴注用。

【注意】

（1）过敏体质者慎用，肝、肾功能异常者慎用。

（2）本品必须加入输液中稀释后使用，不得直接静脉推注或肌内注射。

（3）本品稀释后，应加避光罩，500 ml 输液输注不短于 1 h。

（4）谨防过敏反应发生，特别是在初次使用时，应密切注意可能的过敏反应发生。使用中发生异常者如溶血现象等，应立即停用。严重时，应采取相应的治疗措施。

（5）本品宜与水溶性维生素（如注射用九维他）合并 1 支用。长期大量使用应注意产生脂溶性维生素过多综合征。

（6）本品内含维生素 K1，不得和双香豆素类抗凝药合并使用。

【制剂与规格】注射剂型：若维注射液，2 ml。

二十二、甲硫氨酸维生素 B1

【应用】本品用于改善肝脏功能，对多数的肝脏疾病，如急慢性肝炎、肝硬化，尤其是对脂肪肝有较明显的疗效，能改善肝内胆汁淤积；可用于乙醇（酒精）、巴比妥类、磺胺类药物中毒时的辅助治疗。

【用法】肌注：40～100 mg, / 次（以甲硫氨酸计），1 次 / d。静脉注射：100～200 mg / 次（以甲硫氨酸计），1 次 / d，以 5%葡萄糖注射液或 0.9%氯化钠注射液 250～500 ml 稀释后使用。

【注意】

（1）本品为复方制剂。注射剂每 5 ml 含甲硫氨酸 100mg，维生素 B1 10mg。

（2）不良反应：静滴时偶有恶心、头痛。

（3）肝昏迷者禁用。对维生素 B1 过敏者禁用。

（4）对有血氨增高的肝硬化前和肝硬化病人使用应注意监测血氨水平。

【制剂与规格】注射剂型：严甲（注射用），5 ml。

二十三、十维锌铁钙

【应用】用于预防和治疗因维生素与矿物质缺乏引起的各种疾病。

【用法】口服，成人 1 粒 / d。

【注意】

（1）本品为复方制剂。胶囊剂每粒含维生素 A 4 000 U，维生素 D 400 U，维生素 E 11 mg，维生素 C 100 mg，叶酸 0.8mg，维生素 B1 1.5 mg，维生素 B2 1.7 mg，维生素 B6 2.6 mg，维生素 B12 4μg，钙 58.8 mg，铁 19.8 mg，锌 20 mg，烟酰胺 18mg。

（2）不良反应：偶见胃部不适。

（3）慢性肾衰竭，高钙血症，高磷血症伴肾性佝偻病病人禁用。

（4）本品含维生素 A，可从乳汁中分泌，哺乳期妇女过量服用可致婴儿食欲不振、易激动、颅内压增高等不良反应。

（5）严格按规定剂量服用。

（6）药品性状发生改变时禁用。

（7）儿童必须在成人监护下使用。

（8）请将此药品放在儿童不能接触的地方。

【制剂与规格】口服剂型：康耐得胶囊，500 mg×30 粒。复方氨基酸螯合钙 Compound Calcium Amino Acid Chelate

【应用】用于防治钙、矿物质缺乏的各种疾病，尤适应于骨质疏松，儿童佝偻病，缺钙引起的神经痛和肌肉抽搐等。也可用作孕期，哺乳期妇女及儿童的钙及维生素 D3 的补充。

【用法】成人 1～2 粒 / d，6 岁以下儿童半粒 / d，6 岁以上按成人剂量服用，幼儿及吞服不便者，可打开胶囊用适量的果汁冲服。

【注意】

（1）本品为复方制剂。胶囊剂每粒含氨基酸螯合钙 523.6 mg，氨基酸螯合铜 1.7 mg，维生素 C 钙 145.0 mg，氨基酸螯合锰 8.2 mg，磷酸氢钙 110.0 mg，氨基酸螯合钒 0.1 mg，氨基酸螯合锌 40.0mg，氨基酸螯合硅 3.3 mg，氨基酸螯合镁 167.0 mg，氨基酸螯合硼 0.9 mg，维生素 D3 200 U。

（2）慢性肾衰竭，高钙血症，高磷血症伴肾性佝偻病病人禁用。

（3）药品性状发生改变时禁用。

（4）儿童必须在成人监护下使用。

（5）请将此药品放在儿童不能接触的地方。

【制剂与规格】 口服剂型：乐力胶囊，30 粒。

二十四、复合维生素 Compound Vitamin

【应用】用于满足妇女怀孕时及产后对维生素、矿物质和微量元素的额外需求。预防孕期由于缺铁和缺乏叶酸引起的贫血。

【用法】1 片 / 次，1 次 / d，与早餐同时服用，或遵医嘱。如存在晨起恶心现象，建议在中午或者晚上服用。

【注意】

（1）本品为复方制剂。片剂每片含维生素 A(4 000 U)1. 2 mg，维生素 B11.6 mg，维生素 B2 1.8 mg，维生素 B62.6mg，维生素 B12 4.0 mg，维生素 C 0.1 g，维生素 D3(500 U)12.5μg，维生素 E 15 mg，生物素 0.2 mg，叶酸 0.8 mg，烟酰胺 19 mg，泛酸钙 10 mg，钙 125 mg，镁 100 mg，磷 125 mg，铜 1 mg，铁 60 mg，锰 1 mg，锌 7.5 mg。

（2）不良反应：少数病例会出现胃肠道功能紊乱（例如：便秘），一般不需停药。

（3）某些敏感的妇女可能会出现一定程度的过度兴奋，故此类病人避免在晚间用药。

（4）患高维生素 A 和（或）维生素 D 血症，或存在肾功能损坏、铁蓄积、铁利用障碍、高钙血症、尿钙过高等疾病时禁用。

（5）含铁药物和四环素可互相影响对方的吸收，故不能同时服用。若必须和四环素同时服用，两种药物的服药间隔需 2 h 以上。

【制剂与规格】口服剂型：爱乐维片，30 片。

第八章　营养治疗药

一、精氨酸 Arginine

【应用】与氨结合成尿素而降低血氨。用于肝昏迷忌钠者。

【用法】静滴：15～20 g / 次，以 5%～10%葡萄糖 500～1 000 ml 稀释，缓滴。

【注意】

（1）不良反应：滴注太快可有流涎，潮红及呕吐等。

（2）可引起高氯性酸中毒，肾功能不全及无尿者慎用或忌用。

（3）滴注时间 4 h 以上。

【制剂与规格】注射剂型：精氨酸注射液，20 ml：5 g。

二、脂肪乳剂 Fat Emulsion

【应用】一种静脉应用的营养药，提供营养所需的热量和必需脂肪酸。适用于需要高热量的病人、肾损害、禁用蛋白质的病人和由于某种原因不能经胃肠道摄取营养的病人，以补充适当热量和必需脂肪酸。

【用法】静滴：第一天脂肪量不应超过 1 g / kg，以后剂量可酌增，但脂肪量不得超过 2.5 g / kg。静脉滴注速度最初 10min 为 20 滴 / min，如无副作用出现，以后可逐渐增加，30 min 维持 40～60 滴 / min。

【注意】

（1）长期使用应注意脂肪排泄量及肝功能，每周应做血象、血凝、血沉、血小板计数等检验。如血浆有乳光或乳色出现，应推迟或停止使用。

（2）严重急性肝损害及严重代谢紊乱特别是指脂肪代谢紊乱（脂质肾病，严重高脂血症）病人禁用。

（3）使用本品时不可将电解质溶液直接加入脂肪乳剂，以防乳剂破坏而使凝聚脂肪进入血液。

（4）使用前应先检查是否有变色或沉淀。启封后应一次用完。

（5）置于 4～8℃保存，过高或过低温度均导致乳剂破坏。

【制剂与规格】注射剂型：脂肪乳剂，250 ml：20%，250 ml：30%。

三、复方阿法酮酸 Ketosteril

【应用】含 5 种氨基酸，能改善尿毒症的症状，使某些肾功能不全病人延迟开始透析时间。用于配合低蛋白质饮食，预防和治疗慢性肾衰竭的蛋白质代谢失调。

【用法】口服：4～8 片 / 次，3 次 / d。

【注意】

（1）不良反应：可加重高钙血症。

（2）高钙血症和氨基酸代谢紊乱禁用。

（3）为避免血磷过低，应减少 Al(OH)3 摄入量，不得与四环素等与钙结合的药物同服。

（4）与其他含钙药物同服可使血钙浓度升高。

【制剂与规格】口服剂型：开同片，630 mg×100 片。

四、复方氨基酸 18AA Compound Amino Acid (18)

【应用】可提供完全、平衡的 18 种必需和非必需氨基酸，其中含有酪氨酸和胱氨酸，用以满足机体合成蛋白质的需要，改善氮平衡。对于不能口服或经肠道补给营养，以及营养不能满足需要的病人，为满足机体合成蛋白质的需要，可静脉输注本品。用于各种疾病所致的蛋白质缺乏症、肝。肾功能不全引起的新陈代谢障碍、疾病所引起的功能衰竭和营养失调、非缺铁性贫血等。

【用法】静滴：根据病人的需要，可输注 500～1 000 ml / 24 h。每天最大输注剂量：乐凡命 8.5%为 29 ml / kg，乐凡命 11.4%为 23 ml / kg。口服，1～2 粒 / 次，2～3 次 / d。餐中或餐后服。

【注意】

（1）本品为复方制剂，是由 18 种氨基酸和钾、钠、钙、镁等无机盐配制而成。主要成分是 L-脯氨酸、L-丝氨酸、L-丙氨酸、L-异亮氨酸、L-亮氨酸、L-门冬氨酸、L-酪氨酸、

L-谷氨酸、L-苯丙氨酸、L-精氨酸烟酸盐、L-赖氨酸醋酸盐、L-缬氨酸、L-苏氨酸、L-组氨酸盐酸盐、L-色氨酸、L-甲硫氨酸、L-胱氨酸、甘氨酸等。

（2）不良反应：极个别病人可能会出现恶心、面部潮红、多汗及血栓性静脉炎。

（3）肝昏迷和无条件透析的尿毒症病人以及对本品过敏者禁用。

（4）肝肾功能不全者慎用。

（5）为使氨基酸在体内被充分利用并合成蛋白质，应同时给予足够的能量、适量的电解质和微量元素以及维生素。

【制剂与规格】口服剂型：和安胶囊：30 粒。注射制剂：乐凡命注射液，250 ml。

五、复方氨基酸 6AA Compound AminoAcid(6)

【应用】可补给支链氨基酸，调节肝脏病病人氨基酸代谢紊乱及支链氨基酸与芳香族氨基酸比例失调引起的假性神经递质出现的肝性脑病。用于肝性脑病、慢性迁延性肝炎、慢性活动性肝炎及亚急性与慢性重型肝炎引起的氨基酸代谢紊乱。

【用法】静滴：250～500 ml / d，使用时将本品与等量 10%葡萄糖注射液稀释后，缓慢滴注。

【注意】

（1）本品系由亮氨酸、天门冬氨酸、缬氨酸、谷氨酸、精氨酸组成的灭菌水溶液，每 100 ml 中含氨基酸总量为 8.48 g。

（2）使用前应检查药液，如有浑浊，包装破裂等切勿使用。输注后的剩余药液切勿保存在用。

（3）高度食管静脉曲张时，要注意输注速度和用量，以免静脉压增高。

（4）高度腹水、胸腔积液时，应注意水的平衡，避免输入量过多。

（5）输注过快时，可引起恶心、呕吐等反应，故输注速度宜慢。

（6）遇冷易析出结晶，可微温溶解后再使用。

【制剂与规格】注射剂型：复方氨基酸注射液 6AA，250 ml。

丙氨酰谷氨酰胺 N(2)-L-AlanyI-L-Glutamine

【别名】N(2)-L-丙氨酰-L 谷氨酰胺。

【应用】适用于需要补充谷氨酰胺病人的肠外营养，包括处于分解代谢和高代谢状况的病人。

【用法】本品是一种高浓度溶液，不可直接输注，在输注前，必须与可配伍的氨基酸溶液或含氨基酸的输液相混合，然后与载体溶液一起输注，1 体积的本品与至少 5 体积的载体溶液混合（例如：100 ml 本品应加入至少 500 ml 载体溶液），混合液中本品的最大浓度不应超过 3.5%。剂量根据分解代谢的程度和氨基酸的需要量而定。胃肠外营养每天供给氨基酸的最大剂量为 2 g / kg 体重，通过本品供给的丙氨酰和谷氨酰胺量应计算在内。通过本品供给的氨基酸量不应超过全部供给量的 20%。每天剂量：1.5～2.0 ml / kg 体重，相当于 0.3～0.4 g N(2)-L-丙氨酰-L-谷氨酰胺 / kg 体重（例如：70 kg 体重每天需 100~140 ml）。每天最大剂量：2.0 ml / kg 体重。加入载体溶液时，用量的调整：当氨基酸需要量为 1.5 g / (kg·d) 时，其中 1.2 g 氨基酸由载体溶液提供，0.3 g 氨基酸由本品提供；当氨基酸需要量为 2g / （kg·d）时，其中 1.6 g 氨基酸由载体溶液提供，0.4 g 氨基酸由本品提供。输注速度依载体溶液而定，但不应超过 0.1 g 氨基酸 / (kg·h)。本品连续使用时间不应超过 3 周。

【注意】

（1）正确使用时，尚未发现不良反应，当本品输注速度过快时，将出现寒战、恶心、呕吐，出现这种情况应立即停药。

（2）严重肾功能不全（肌酐清除率小于 25 ml / min）或严重肝功能不全的病人禁用。本品使用过程中应监测病人的 ALP，ALT，AST 和酸碱平衡。对于代偿性肝功能不全的病人，建议定期监测肝功能。将本品加入载体溶液时，必须保证它们具有可配伍性，保证混合过程是在洁净的环境中进行，还应保证溶液完全混匀。不要将其他药物加入混匀后的溶液中。本品加入其他成分后，不能再储藏。孕妇、哺乳期妇女、儿童使用本品的临床资料不足，故不推荐使用。老年病人除严重肾功能不全者，可以使用本品。

【制剂与规格】注射剂型：莱美活力注射液，50 ml：10 g。

六、果糖二磷酸钠 Fructose Diphosphate

【应用】

（1）适用于心肌缺血的各种症状，如心绞痛、心肌梗死、心力衰竭。

（2）治疗冠心病，病毒性心肌炎。

（3）脑循环障碍性疾病，重型脑梗死，脑外伤及缺血性脑病。

（4）对外周血管疾病、休克、低蛋白血症均有良好的治疗作用。

（5）用于危重病人胃肠外营养疗法及体外循环辅助治疗。

（6）辅助治疗各种肝病，有助于肝功能的恢复。

【用法】直接静脉滴注 10 g / 次，2 次 / d，如伴有心力衰竭，用量减半。

【注意】

（1）不良反应：可有口唇麻木、注射部位疼痛等轻微反应，偶有头晕、胸闷、皮疹过敏反应，停药后症状消失。

（2）本品不能混入其他药物使用。

（3）禁忌证：对本品过敏者，高磷酸盐血症及肾功能严重不全者禁用。

【制剂与规格】注射剂型：瑞安吉注射液，50 ml：5 g；安果注射液，100 ml：10 g。

七、能全力（纤维素型）Nutrison Fibre

【别名】高蛋白质、高能量肠内营养乳。

【应用】高能营养要素合剂。与其他营养合剂相比较，本品含大豆多糖纤维等 6 种纤维素成分，在应用过程中有效地减少了腹泻的发生。适用于有胃肠道功能或部分胃肠道功能，而不能或不愿吃足够数量的常规食物以满足机体营养需求的病人，如厌食及其相关疾病，机械性胃肠道功能紊乱，危重疾病，营养不良病人的手术前喂养。

【用法】鼻胃管内滴注或空肠造瘘管内滴注：剂量根据病人需要而定。

【注意】

（1）不良反应：偶有便秘。

（2）胃肠道功能衰竭、完全性小肠梗阻、严重的腹腔内感染禁用。

（3）适用于糖尿病病人。

（4）本品仅供肠内营养使用，严禁静脉注射。

（5）不宜用于 1 岁以下的婴儿，不宜作为 5 岁以下孩子的单一营养来源。

【制剂与规格】口服剂型：能全力乳剂，500 ml。

八、瑞代 Fresubindiabetes

【别名】高蛋白质、高能量肠内营养乳。

【应用】适用于有以下症状的糖尿病病人提供全部肠内营养：咀嚼和吞咽障碍、食管梗阻、脑卒中后意识丧失、恶病质、厌食或疾病康复期糖尿病病人补充营养等。

【用法】管饲或口服：作为唯一营养来源，30ml /（kg·d），平均剂量为 2 000 ml / d。作为补充营养的，根据病人需要使用，推荐剂量为 500 ml / d。

【注意】

（1）本品为复方制剂。乳剂每 100 ml 含蛋白质 3.4 g，脂肪 3.2 g，糖类 12 g，膳食纤维素 I.5 g，多种维生素、矿物质及微量元素，渗透压为 320 mmol / L。

（2）不良反应：给药速度太快或过量时，可能发生恶心、呕吐或腹泻等胃肠道不良反应。

（3）胃肠道张力下降、急性胰腺炎及有严重消化和吸收功能障碍者、肝肾功能不全者、对本品所含物质有先天性代谢障碍者、对果糖有先天性不耐受者禁用。

【制剂与规格】 口服剂型：瑞代乳剂，500 ml。

九、三磷腺苷辅酶胰岛素 Adenosine Disodium Triphosphate，Coenzyme A and Insulin

【应用】用于肝炎、肾炎、肝硬化、心力衰竭等疾病的症状改变。

【用法】静注：用 25%葡萄糖注射液稀释后作缓慢注射。静滴：用 5%葡萄糖注射液 500 ml 溶解后滴注；肌注：用氯化钠注射液 2 ml 溶解后注射。1～2 支 / 次，1～2 次 / d。

【注意】

（1）本品为复方制剂。注射剂每支含三磷腺苷钠 20 mg，辅酶 A 50U，胰岛素 4U。

（2）本品中胰岛素可引起局部红肿、瘙痒、荨麻疹、血管神经性水肿。

（3）对胰岛素过敏者禁用。

（4）本品含胰岛素，不宜空腹使用，静脉注入时要缓慢，否则易引起心悸、出汗等。

（5）有严重肝、肾病者应密切观察血糖变化。

（6）当药品性状发生改变时禁止使用。

【制剂与规格】注射剂型：怡新力（注射用），20 mg：50 U、4 U；丰原能（注射用），20 mg：50 U、4 U。

第九章　激素及调节内分泌功能药

第一节　下丘脑垂体激素及其类似物

一、绒促性素 Chorionic Gonadotrophin

【应用】具有促进性腺分泌的作用，对女性可促使卵泡成熟及排卵，对男性可促进睾丸雄性激素的产生，也促发和维持精子的生成。用于无排卵性不孕症、黄体功能不全、习惯性流产、男性因促性腺激素分泌不足的性腺功能减退、隐睾症、精子活力不足和精子缺乏等。

【用法】肌注：无排卵性不育症，于经期第 10 天起，500～1 000 U / 次，1 次 / d，连用 5 d。黄体功能不全，于经期第 15～17 天，500～1 000 U / d，连用 5 d。功能性子宫出血，300～1 500 U / d，连用 3～5 d。隐睾症，10 岁以下，500～1 000 U / 次，10～14 岁，1 500 U / 次，2～3 次 / 周，连用 4～8 周。男性性功能减退症，4 000 U / 次，3 次 / 周。先兆流产或习惯性流产，3 000～5 000 U / 次，1 次 / d，或 1 次 / 隔天，共 5～10 次。

【注意】

（1）不良反应：可见偶有过敏反应，长期应用可能产生抗体。

（2）生殖系统有炎症疾病，激素性活动型性腺癌，无性腺（先天性或手术后）病人忌用。

（3）哮喘、心脏病、癫痫、高血压、偏头痛及肾功能不全者慎用。

（4）连用 8 周不见效，性早熟或亢进应停药。

（5）注射前做过敏试验。

（6）本品不宜长期应用。

【制剂与规格】　注射剂型：绒促性素（注射用），2 000 U。

二、促可的松 Adenocorticotropine

【应用】促可的松能刺激肾上腺皮质，使其增生、重量增加、肾上腺皮质激素的合成和分泌增多，主要为糖皮质激素（皮质醇）。盐皮质激素（醛固酮）在用药初期有所增加，继续用药即不再增加。肾上腺雄激素的合成和分泌也增多。用于活动性风湿病、类风湿关节炎、红斑狼疮等胶原性疾患；亦用于严重的支气管哮喘、严重皮炎等过敏性疾病及急性白血病、霍奇金病等。

【用法】肌注：25 U / 次，2 次 / d。静脉滴注：临用前用 5%葡萄糖注射液溶解后应用。12.5～25 U / 次。

【注意】

（1）不良反应：长期使用可产生糖皮质激素的副作用，出现医源性库欣综合征及明显的水钠潴留和相当程度的失钾、糖尿病样作用、胃肠道反应、骨质疏松、多毛和痤疮、皮肤色素沉着、过敏反应，偶可发生过敏性休克。

（2）促可的松突然撤除可引起垂体功能减退，因而停药时也应逐渐减量。

（3）高血压、糖尿病、胃与十二指肠溃疡病及心力衰竭病人慎用。

（4）孕妇及哺乳期妇女慎用。

【制剂与规格】注射剂型：促可的松（注射用），25 U。

三、垂体后叶素 Pitiuitrin

【应用】 内含缩宫素和加压素，有血管收缩和抗利尿作用。用于产后出血、子宫复旧、引产、肺咯血、食管及胃底静脉曲张破裂出血、尿崩症。

【用法】一般应用：肌注，5～10 U / 次。肺出血：10 U / 次，加 5%葡萄糖 20 ml 缓注或 5%葡萄糖 500 ml 静滴。催产、引产：2.5～5 U / 次，加入 5%葡萄糖注射液 500 ml 中慢滴，须慎用，严密观察，极量 10 U。

【注意】

（1）不良反应：偶有面色苍白、出汗、心悸、胸闷、腹痛、便意、过敏性休克等。

（2）冠状动脉疾病、动脉硬化、高血压、心力衰竭、肺源性心脏病病人、妊娠期高血压疾病、胎位不正、骨盆过窄、产道阻碍等均忌用。

（3）孕妇慎用。

【制剂与规格】 注射剂型：垂体后叶素注射液，1 ml：6 U。

四、去氨加压素 Desmopressin

【应用】减少尿液排出，增加尿渗透压，减低血浆渗透压，从而减少尿频和夜尿。用于治疗中枢性尿崩症，5 岁或以上的病人夜间遗尿症等，也用于肾脏浓缩功能试验。治疗血友病 A（FⅧ：C 缺乏症）、血管性血友病（vWD）。

【用法】静脉给药：中枢性尿崩症，1～4 μg/次，1～2 次 / d。治疗和预防出血，每次 0.3 μg / kg，溶于生理盐水 50～100 ml 在 15~30 min 内静脉输注。若效果显著，可间隔 6～12 h 重复 1～2 次，若再多次重复此剂量，效果将会降低。血友病 A，16~32 μg / 次，溶于生理盐水 30 ml 内快速滴入，1 0 次 / 12 h。血管性血友病，按体重 0.4 μg / kg，溶于生理盐水 30 ml 内快速滴入，1 次 / 12 h。皮下注射：中枢性尿崩症，2～4 μg / d，通常早晚各 1 次。血友病 A，剂量同“静脉给药”。血管性血友病：用于轻度出血者，剂量同“静脉给药”。一肾脏浓缩功能试验：4 μg。肌注：肾脏浓缩功能试验，同皮下注射。

【注意】

（1）不良反应：可见头痛、恶心、胃痛、鼻出血等。若不限制饮水，可能引起水潴留及其并发症。习惯性或精神性烦渴症病人，心功能不全或其他疾患需服用利尿剂的病人禁用。

（2）很年幼及很年老的病人，体液和（或）电解质不平衡的病人以及容易产生颅压增高病人使用时应特别小心，以防体内液积蓄过多。

（3）治疗遗尿症时，用药前 1 h 到服药后 8 h 内需限制饮水量。

（4）吲哚美辛会加强病人对本品的反应。而一些可释放抗利尿激素的药物，如三环类抗抑郁药、氯丙嗪、卡马西平等，可增加抗利尿作用并有引起水潴留的危险。

【制剂与规格】注射剂型：瀚宇注射液，1 ml：0.015 mg。

五、尿促性素 Menotrophin

【应用】 含有 FSH 和 LH，对女性能促进卵泡发育成熟，促使卵泡分泌雌激素，使子宫内膜增生。对男性能促使睾丸精曲小管发育，促进造精细胞分裂精子成熟。临床主要与绒促性素结合，用于促性腺激素分泌不足所致的原发性或继发性闭经，无排卵性稀发月经及所致的不孕症等。也用于原发性或继发性闭经、男性精子缺乏症以及卵巢功能试验等。

【用法】肌注：诱导排卵，开始 75~150 U / d，连用 7～12d，至雌激素水平增高后，再肌注绒促性素 1 000 U / 次，1 次 / d，连用 5 d，或 3 000U / 次，经 12 h 即排卵。用于男性性腺功能低下，开始 1 周，给予绒促性素 2 000 U / 次，共 2～3 次，然后肌注本品，75～150 U / 次，3 次 / 周；同时给予 HCG，2000 U / 次，2 次 / 周。至少治疗 4 个月。

【注意】

（1）不良反应：过量可致卵巢刺激过度综合征、卵巢增大、卵巢囊肿破裂，多胎妊娠及流产等。个别有腹水、胸膜渗出、动脉血栓栓塞、发热等。

（2）妊娠、卵巢功能不全（尿中促性腺激素水平高）、多囊性卵巢、颅内病变（包括垂体肿瘤）、甲状腺或肾上腺皮质功能减退、原因不明的阴道出血、子宫肌瘤、卵巢囊肿或增大病人忌用。

（3）哮喘、心脏病、癫痫、肾功能不全病人慎用。

（4）用药期间应定期进行全面盆腔检查（包括 B 超）、宫颈黏液检查、雌激素水平测定和测量每天基础体温。

（5）如出现重度卵巢过度刺激综合征，应立即停药。

【制剂与规格】注射剂型：善育（注射用），75 U。

第二节　肾上腺皮质激素类药物

一、泼尼松 Prednisone

【别名】泼尼松。

【应用】有影响糖代谢、抗炎、抗过敏、抗毒、抗恶性淋巴组织疾病的作用，但水、钠潴留作用及促使钾排泄作用较小。用于各种急性严重细菌感染、严重过敏性疾病、肾上腺皮质功能减退症、结缔组织病、严重的支气管哮喘、皮炎等过敏性疾病、急性白血病、恶性淋巴瘤等，亦用于各种自身免疫病及防止器官移植时的排斥反应。

【用法】口服：一般5～10 mg／次，10~60 mg／d。治疗急性白血病、恶性肿瘤，60～100 mg／d。自身免疫病：40～60 mg／d，病情稳定后逐渐减量。器官移植：术前1～2 d开始100 mg／d，术后一周改为60 mg／d，以后逐渐减量。

【注意】

（1）不良反应：长期大量应用可致类库欣综合征表现。

（2）高血压、糖尿病、胃与十二指肠溃疡、精神病、骨质疏松症、青光眼等病人慎用。

（3）结核病、急性细菌性或病毒性感染病人应给予适当的抗感染治疗。

（4）本品需经肝脏代谢活化为泼尼松龙或氢化可的松才有效，故肝功能不良者不宜应用。

（5）不适用于原发性肾上腺皮质功能不全症。

（6）长期服用，停药时应逐渐减量。

【制剂与规格】　口服剂型：泼尼松片，5 mg×100片。

二、地塞米松 Dexamethasone

【应用】有影响糖代谢、抗炎、抗过敏、抗毒、抗恶性淋巴组织疾病等作用。用于感染性和过敏性休克、肾上腺皮质功能减退症、结缔组织病、严重的支气管哮喘、皮炎等过敏性疾病、急性白血病、恶性淋巴瘤等。

【用法】口服：0.75～3 mg／次，2～4次／d。肌注或静注：2～20mg／次。

【注意】

（i）不良反应：水肿、高血压、肌无力等副作用较轻。大量服用，易引起糖尿及类库欣综合征。长期服用，较易引起精神症状及精神病。

（2）高血压、糖尿病、胃与十二指肠溃疡、精神病、骨质疏松症、青光眼、血栓性静脉炎等病人慎用。

（3）结核病、急性细菌性或病毒性感染病人应用时，必须给予适当的抗感染治疗。

（4）长期服药后，停药时应逐渐减量。

【制剂与规格】口服剂型：地塞米松片，0.75 mg×100 片。注射剂型：地塞米松注射液，1 ml：5 mg。

三、甲泼尼龙 Methylprednisolone

【应用】具有强力抗炎、免疫抑制作用及抗过敏作用，水、钠潴留作用稍弱，无排钾作用。用于风湿性疾病、结缔组织疾病、过敏性疾病、呼吸道疾病、胃肠道疾病、血液疾病及肿瘤、神经系统疾病、器官移植等。

【用法】静滴：40～80 mg / d，1 次 / d，重症可达 30 mg / kg。器官移植排斥反应，在 24～48 h 给 0.5～2.0 g，并继续治疗直至病情稳定，一般不超过 48～72 h。免疫复合征：单独一次 1 g，或隔天或连续 3 天内每天用 1 g。口服：初始剂量 4～48 mg / d。多发性硬化症 200 mg / d、脑水肿 200～1 000 mg / d、器官移植可达 7 mg / (kg·d)。

【注意】

（1）不良反应：偶有诱发感染症、消化性溃疡、血糖升高、精神异常、满月脸、多毛症、痤疮、体液及电解质紊乱、内分泌失调、颅内压升高等。

（2）对本品过敏者，全身性真菌感染者忌用。

（3）孕妇、哺乳期妇女及可能受孕妇女、小儿特别是新生儿应特别慎用。

（4）大剂量（>0.5 g）而又快速注射或滴注（10 min 内）有可能引起心律失常甚至循环衰竭。

（5）应用本品期间，应避免接种天花疫苗或其他免疫疗法，也不能用高剂量皮质激素。

（6）使用时，尽可能与其他药物分开投药。

【制剂与规格】口服剂型：美卓乐片，4 mg×30 片。注射剂型：甲强龙（注射用），40 mg；米乐松（注射用），40 mg。

四、氢化可的松 Hydrocortisone

【应用】具有抗炎、免疫抑制、抗毒及抗休克等作用。亦有一定程度的盐皮质激素活性，具有留水留钠及排钾作用。主要用于肾上腺皮质功能不足和自体免疫病。

【用法】静注：以 1 ml 注射用水或生理盐水溶解，速度应在 0.5 min 以上，必要时每隔 1、3、6、10 h 再行注射。静滴：50～100 mg 溶于 100～1 000 ml 5%葡萄糖或生理盐水中静滴，时间持续数小时，肌注：以 1 ml 注射用水或生理盐水溶解后用，用量视病人年龄、病情、症状轻重而定。

【注意】

（1）不良反应：长期大量应用可致类库欣综合征表现。

（2）消化性溃疡病、骨质疏松症、精神病、重症高血压病人禁用，充血性心力衰竭、糖尿病、急性感染病人慎用。

（3）结核病、急性细菌性或病毒性感染病人应用时必须给予适当的抗感染治疗。

（4）长期服用后，停药时应逐渐减量。

（5）针剂为灭菌稀乙醇溶液，含 50%乙醇，必须充分稀释至 0.2 mg / ml 后供静脉滴注用。如有结晶析出，可加温溶解后使用。

【制剂与规格】注射剂型：氢化可的松琥珀酸钠（注射用），50 mg。

五、复方倍他米松　Compoiund Betametasone

【应用】一种可溶性和一种难溶性的倍他米松酯类构成的复合剂，具有抗炎、抗风湿和抗过敏的功效。用于肌肉骨骼与软组织疾病、变态反应性疾病、皮肤病、结缔组织病等。

【用法】深部肌注：开始 1～2 ml / 次，维持剂量和给药次数视病情而定。滑膜囊内注射：1～2 ml / 次。关节内注射：0.5～2 ml / 次。皮内注射 0.2 ml / cm2，注射总量不超过 1 ml / 周。足部疾患：0.25～0.5 ml / 次。

【注意】

（1）本品为复方制剂。注射剂每 1 ml 含二丙酸倍他米松 5 mg，倍他米松磷酸酯钠 2 mg。

（2）不良反应：水电解质紊乱，肌肉骨骼、胃肠道、皮肤、神经、内分泌、眼、代谢与精神异常。

（3）全身真菌感染病人、特异性血小板减少性紫癜病人、对本品过敏者禁用。

（4）不可用于静注或皮下注射。

（5）撤药不能过快，须逐步减量。

（6）不稳定的关节，感染部位或椎骨间不得注射，避免在肌腱内直接注射。

（7）用药期间不得接种天花疫苗。

（8）患眼部单纯疱疹病人及非特异性溃疡性结肠炎出现穿孔、脓肿或其他坏死性感染、憩室炎、胃溃疡、肾功能不全、高血压、骨质疏松症、重症肌无力者慎用。

（9）合用苯巴比妥、利福平、苯妥英或麻黄碱可使本品疗效降低。与排钾利尿剂合用可加重低钾血症。与强心苷合用可诱发心律失常。可影响香豆素类的抗凝作用，促进两性霉素 B 所致钾排泄，降低血水杨酸盐浓度等。

【制剂与规格】注射剂型：得保松注射液，1 ml：5 mg：2 mg。

六、曲安奈德 Triamcinolone Acetonide

【应用】有较强且持久的抗炎和抗过敏作用。用于风湿性关节炎、类风湿关节炎及创伤性关节炎、急性滑囊炎、肌腱炎、腱鞘炎、肩关节周围炎、急性扭伤、慢性腰腿痛、支气管哮喘以及各种皮肤病。

【用法】肌注：成人初次剂量以 40～80 mg，6～12 岁儿童减半，臀部肌内深部注射。关节腔内或滑囊内注射：起始剂量 2.5～15 mg，全身多处注射总量不超过 80 mg。

【注意】

（1）不良反应：有肾上腺皮质激素类药可能产生的不良反应。

（2）本品不可作静脉或皮内注射，醋酸盐仅供关节腔内或穴位局部注射。

（3）活动性胃溃疡、结核病、急性肾小球肾炎或任何未为抗生素所制止之感染、妊娠初期禁用。

【制剂与规格】注射剂型：曲安奈德注射液，5 ml：40mg。

第三节　雄激素及同化激素类药

一、丙酸睾酮 Testosterone Propionate

【别名】丙酸睾酮。

【应用】作用同甲睾酮。用于无睾症、隐睾症、男性性腺功能减退症、妇科疾病如月经过多、晚期乳腺癌、子宫肌瘤、卵巢癌、老年性骨质疏松及再生障碍性贫血等。

【用法】肌注：雄激素缺乏症，10～50mg / 次，2～3 次 / 周。月经过多或子宫肌瘤、老年性骨质疏松症，25～50 mg / 次，2～3 次 / 周。再生障碍性贫血，女性乳腺癌及乳癌骨转移可用至 50～100 mg / 次，隔天 1 次。

【注意】

（1）不良反应：大剂量可引起女性男性化、浮肿、肝损害、黄疸、头晕等，偶见转氨酶上升。

（2）肝肾功能不全、前列腺癌病人及孕妇忌用。

（3）有过敏反应者应立即停药。

（4）针剂如有结晶析出，加温溶解后使用。

（5）能抑制卵巢功能，抑制排卵，使月经推迟。

【制剂与规格】注射剂型：丙酸睾酮注射液，1 ml：25mg。

二、甲睾酮 Methyltestosterone

【别名】甲睾酮。

【应用】促进男性性器官及副性征的发育成熟，对抗雌激素，抑制子宫内膜生长及卵巢、垂体功能，促进蛋白质合成及骨质形成，刺激骨髓造血功能，使红细胞和血红蛋白增加。用于男性性腺功能减退症，无睾症及隐睾症，妇科疾病，如月经过多，子宫肌瘤，子宫内膜异位症，老年性骨质疏松症及小儿再生障碍性贫血等。

【用法】口服或舌下含服：5～10 mg / 次，10～30 mg / d。男性雄激素缺乏症，开始 30～100 mg / d，维持量 20～60 mg / d。月经过多或子宫肌瘤，舌下含服 5～10mg / 次，2 次 / d，每月剂量不可超过 300 mg，子宫内膜异位症，舌下含服 5~10 mg / 次，2 次 / d，连用 3～6 个月。老年性骨质疏松症，舌下含服 10mg / d。小儿再生障碍性贫血，1～2 mg /（kg・d），1～2 次分服。晚期乳腺癌，50～200 mg / d，分次服用。

【注意】

（1）不良反应：大剂量（>300 mg／月）可引起女性男性化、浮肿、肝损害、黄疸、头晕、痤疮等。

（2）肝病、肾炎、前列腺癌病人及孕妇忌用。

（3）本品口服可被肝脏破坏，故舌下含服为宜。

（4）有过敏反应者停药。

【制剂与规格】口服剂型：甲睾酮片，5 mg× 100 片。

三、苯丙酸诺龙 Nandrolone Phenylropionate

【应用】促进蛋白质合成和抑制蛋白质异生，使钙、磷等沉积和促进骨组织生长。用于慢性消耗性疾病、严重灼伤、手术前后、骨折不易愈合和骨质疏松症等，尚可用于不能手术的乳腺癌、功能性子宫出血、子宫肌瘤等。

【用法】肌注：成人 25 mg／次，1～2 次／周。儿童 10 mg／次，婴儿 5 mg／次。

【注意】

（1）不良反应：长期应用可引起水、钠潴留，黄疸及肝脏损害。亦可致血钙过高，月经周期紊乱及女性轻微男性化等。

（2）孕妇、高血压及前列腺癌病人忌用，肝、肾功能不全及充血性心力衰竭等病人慎用。

（3）用药期宜高蛋白质饮食。

【制剂与规格】注射剂型：苯丙酸诺龙注射液，1 ml： 25mg。

四、达那唑 Danaml

【应用】为 17α-炔孕酮的衍生物，具有弱雄激素活性和强抗促性腺激素作用，兼有蛋白质同化作用和抗孕激素作用。由于抗促性腺激素作用强，可使体内雌激素减少，从而抑制子宫内膜及异位子宫内膜的生长，使其萎缩失活。主要用于子宫内膜异位症。也可用于乳腺小叶纤维增生、男性乳房发育、幼女性早熟、遗传性血管神经性水肿、血友病、血小板减少症、红斑狼疮等。

【用法】口服：子宫内膜异位症，从月经周期的第 1～3 天开始服用，200 mg／次，2

次／d，1 d 总量不超过 800 mg，连续 3 个月为 1 个疗程。乳腺小叶纤维增生，100～200 mg／次，2 次／d，连续 3～6 个月。男性乳房发育，200～600 mg／d。幼女性早熟，200～400 mg／d。遗传性血管神经性水肿，开始时，600 mg／d，分 3 次服，6～12 周后逐日减量 100～200 mg，直至控制症状。血友病，600 mg／d，连用 14 d。血小板减少症，200 mg／次，2～4 次／d。红斑狼疮，400～600 mg／d。

【注意】

（1）不良反应：体重增加、肝功能损害、头痛、焦虑、男性化表现、阴道不规则出血或闭经等。

（2）严重心、肝、肾功能不全，癫痫病人，孕妇及哺乳期妇女禁用。

（3）用药期间应定期检查肝功能。

（4）对于性早熟，仅在其他药物治疗无效时使用。

【制剂与规格】口服剂型：达那唑胶囊，1 00mg×60／片。

五、替勃龙 Tibolone

【应用】本药为雌性腺甾体激素，兼有雌激素、孕激素和轻度的雄激素活性。适用于自然绝经和手术绝经所引起的各种症状。

【用法】口服：1 片／d。至少连续服用 3 个月，可长期服用。

【注意】

（1）不良反应：偶然发生体重变化、眩晕、皮脂分泌过多、皮肤病、阴道出血、头痛、肠胃不适、肝功能变化、面部毛发生长增加、胫骨前水肿等。

（2）妊娠妇女、已确诊或疑有激素依赖性肿瘤、患有血栓性静脉炎、血栓栓塞形成等心血管疾病及脑血管疾病或有上述疾病既往史者、发生原因不明的阴道流血、严重肝病病人禁用。

（3）肾病、癫痫或三叉神经痛病人或有上述疾病史者、有高胆固醇血症者慎用。

（4）妇女绝经前并有正常月经者，其正常周期可能被干扰。长期服用应定期进行体检。

（5）如出现静脉栓塞症候，肝功能试验结果异常，胆道阻塞性黄疸，应立即停药。

【制剂与规格】口服剂型：利维爱片，2.5 mg×7 片。

六、十一酸睾酮 Testosterone lundecanoate

【应用】睾酮衍生物。用于男子性功能低下症。

【用法】口服：起始 120~160 mg / d，分早、晚饭后服，连用 2～3 周，然后维持量 40~120 mg / d，分早、晚饭后服。

【注意】

（1）不良反应：可有粉刺、男子乳房发育、水肿、性过度、多毛、痤疮、精子发育减少等。

（2）已确诊或怀疑为前列腺癌或乳腺癌者忌用。

（3）孕妇及哺乳期妇女有水肿倾向的肾脏病、心脏病病人慎用。

【制剂与规格】口服剂型：十一酸睾酮胶囊，40 mg×16 粒。

第四节　雌激素及孕激素类药

一、雌激素

己烯雌酚 Diethylstilbestrol

【别名】乙蔗酚。

【应用】人工合成的雌激素。用于卵巢功能不全或垂体功能异常引起的各种疾病、闭经、子宫发育不全、功能性子宫出血、绝经期综合征、老年性阴道炎及退奶等。亦用于前列腺癌及晚期乳腺癌。

【用法】口服：闭经，不超过 0.25 mg / d。人工月经，0.25 mg / d，连服 20 d，共 3 周期。子宫发育不全，0.1～0.2mg / d，服半年，经期停服。功能性子宫出血，0.5～1 mg / 晚，连服 20 d。绝经期综合征，0.25 mg / d，症状控制后改为 0.1 mg / d（如同时每日舌下含甲睾 5～10 mg，效果不佳）。退奶，5 mg / 次，2～3 次 / d，连服 3 d。老年性阴道炎，阴道塞药，1～2 片（0.2mg / 片）/ 晚，共用 7 d。前列腺癌，6～10mg / d，3 次分服，连用 2～3 个月。

【注意】

（1）不良反应：恶心、呕吐、厌食、头痛、轻度腹泻等，久用可致子宫肥大及子宫出血、水肿等。

（2）孕妇、癌症病人（前列腺癌除外）、肝肾功能严重不全者忌用。

（3）子宫体肥大或有小肌瘤者慎用。

（4）用药期间尽量配合月经周期，否则可产生不规则子宫出血和月经紊乱。

（5）哺乳期大量应用会使乳汁减少。

（6）氨苄西林可影响本品吸收。

（7）雌激素可抵消降压药和减弱哌替啶作用。

（8）女性乳腺癌病人于用药前需做阴道涂片，雌激素水平低者始可用。绝经期前妇女乳腺癌，用后可能促使其发展，应忌用。

【制剂与规格】口服剂型：己烯雌酚片，1 mg×100 片。

二、混合雌激素 ConjiugatedEstrogens

【应用】减轻绝经期症状，如面部、颈部和胸的发热或突然性发热和发汗，预防骨质疏松症。治疗由于激素失调所导致的异常子宫出血，萎缩性阴道炎（瘙痒、烧灼感、阴道或外阴道干燥）及某些癌症。

【用法】口服：与更年期有关的中、重度血管舒缩症，1.25 mg / d，周期性给药（服用 3 周，停用 1 周）。萎缩性阴道炎，0.9～1.25 mg / d，周期性给药。雌激素低水平，女性性腺功能减退，2.5～7.5 mg / d。卵巢切除或原发性卵巢功能不足，1.25 mg / d。骨质疏松症，0.625 mg / d，周期性给药。晚期雄激素依赖性前列腺癌，1.25～2.5 mg / 次，3 次 / d。某些乳腺癌和男性的某些转移性疾病，10 mg / 次，3 次 / d，疗程至少 3 个月。外用：阴道内或局部使用，0.5～2 g / d，最高剂量为 2 g，依病情调整或遵医嘱。

【注意】

（1）不良反应：可见恶心和呕吐，乳房触痛或增大，突破性出血，月经量改变，子宫良性肿瘤增大，性欲改变，体液潴留，水肿，头痛，头晕，皮肤出现黑斑。

（2）妊娠期，严重心脏或循环系统疾病，明显的异常凝血倾向，雌激素依赖性乳腺癌或子宫癌病人禁用。

（3）与利福平合用可降低本品的药效。

【制剂与规格】口服剂型：倍美力片，o.625 mg×28 片。外用剂型：倍美力软膏，14 g。

三、尼尔雌醇 M4estriol

【应用】口服长效雌激素。能选择性作用于阴道及子宫颈管，对子宫实体、子宫内膜作用很小。用于雌激素缺乏引起的绝经期或更年期综合征。

【用法】口服：5 mg / 次，1 次 / 月。症状改善后维持量为 1～2 mg / 次，2 次 / 月，3 个月为 1 个疗程。

【注意】

（1）不良反应：可见偶有恶心、头痛、小腹及乳房胀、白带多等。

（2）除突发性出血量多时停药外，一般不需停药。

【制剂与规格】　口服剂型：维尼安片，2 mg×6 片。

四、苯甲酸雌二醇 Estradiol Benzoate

【应用】能促进女性器官、生殖腺及副性征等的形成。用于卵巢功能不全、闭经、绝经期综合征、退奶及前列腺癌等。

【用法】肌注：绝经期综合征，1～2 mg / 次，1 次 / 3 d。子宫发育不良，每 2～3 天注射 1～2 mg。子宫出血，1 mg / d，1 周后改用黄体酮。退奶，2 mg / d 至生效为止。

【注意】

（1）不良反应：有恶心、头痛、乳房胀痛等。

（2）肝肾功能不全、乳腺癌病人及孕妇禁用。

【制剂与规格】注射剂型：苯甲酸雌二醇注射液，1 ml：2 mg。

6.4.2 孕激素类

五、黄体酮 Progesterone

【应用】为卵巢黄体分泌的一种天然孕激素，为维持妊娠所必需。用于习惯性流产、痛经、经血过多或血崩症、闭经等。

【用法】肌注：习惯性流产，10～20 mg / 次，1 次 / d 或 2～3 次 / 周，一直用至妊娠第 4 个月。痛经，于经前 6～8 d 注射 5～10 mg / d，共 4～6 d，疗程可重复若干次。对子宫发育不全所致痛经，与雌激素配合使用。经血过多或血崩症，10～20 mg / d，5～7 d 1 个疗程，可重复 3～4 个疗程，每疗程间隔 15～20 d。闭经，先给雌激素 15 d 后，立即给予本品 10 mg / d，5 d 1 个疗程，总剂量不超过 300～350 mg，疗程重复 2～3 次。

【注意】

（1）不良反应：偶见恶心、头晕、头痛、乳房肿胀、抑郁等，长期应用可引起子宫内膜萎缩并易发生阴道真菌感染。

（2）用药尽量配合月经周期，停药后会发生撤药性出血。

（3）油溶剂有结晶析出可加温溶解后使用。

（4）苯巴比妥、苯妥英钠、卡马西平与黄体酮类化合物同用，可使后者作用降低，与含后者的避孕药合用，亦可导致避孕失败。

（5）肝功能不全、肾病及心脏病水肿者慎用。

【制剂与规格】注射剂型：黄体酮注射液，1 ml：20 mg。

六、甲羟孕酮 Medroxyprogesterone

【别名】甲羟孕酮。

【应用】促进子宫内膜增殖分泌，完成受孕准备，有保护胎体作用，尚能增加宫颈黏液稠度和抑制排卵等。大剂量使用具有抗肿瘤作用，并具有显著的增进食欲、缓解疼痛和自觉症状作用。用于痛经、功能性闭经、功能性子宫出血、先兆流产或习惯性流产、子宫内膜异位症等，或用于姑息治疗对激素敏感的肿瘤，如乳腺癌、子宫内膜癌、前列腺癌和肾上腺癌等。

【用法】口服：先兆流产，4～8 mg / 次，2～3 次 / d。习惯性流产，开始 3 个月，10 mg / d，第 4～4.5 个月 20 mg / d，最后减量停药。痛经，月经周期第 6 天开始，1 次 2～4

mg／d，连服 20 d，或于月经第 1 天开始 3 次／d，连服 3 d。功能性闭经，4～8 mg／d，连用 5～10 d。癌症姑息疗法，250 mg／次，3 次／d。

【注意】

（1）不良反应：不规则子宫出血、乳房疼痛、乳溢、闭经、子宫颈糜烂或宫颈分泌改变及男性乳房女性化等。其他有失眠、头晕、过敏反应及胃肠道反应等。

（2）各种血栓栓塞性疾病、严重肝功能不全、高钙血症、月经过多、妊娠或哺乳期妇女或对本品过敏者忌用。

（3）大剂量长期用药可产生肾上腺皮质激素反应，尤要注意糖尿病和高血压病人。

【制剂与规格】口服剂型：甲羟孕酮片，2mg×100 片；甲羟孕酮分散片，250 mg×15 片。

七、甲地孕酮 Megestrol

【应用】用于乳癌和子宫内膜癌。

【用法】口服：乳腺癌，160 mg／d，子宫内膜癌，40～320 mg／d，1 次或分次服。

【注意】

（1）不良反应：体重增加、恶心、呕吐、水肿、子宫突破性出血。罕见血栓栓塞、呼吸困难、心衰、高血压、潮红、情绪改变、肿瘤复发、高血糖、皮疹等。

（2）妊娠及哺乳期妇女、肝肾功能不全、血栓静脉炎、血栓栓塞者禁用。

【制剂与规格】口服剂型：谊宁片，160 mg×10 片。

炔诺酮 Norethisterone(x)

【应用】孕激素类药。用于月经不调，子宫功能性出血，子宫内膜异位症等，与雌激素类药合用，能抑制排卵，可作避孕药。

【用法】口服：8 片／d，1 次或分次服用。

【注意】

（1）不良反应：恶心、呕吐、食欲减退、头晕及突破性出血等，少数有 ALT 升高。

（2）肝、肾功能不全者慎用。

（3）不适用于乳母及保胎。

（4）氨苄西林、苯巴比妥、苯妥英钠、安乃近、氯氮革等药物可加速本品代谢。

【制剂与规格】口服剂型：妇康片，0.625mg×100片。

八、孕三烯酮 Gestrinone

【应用】中等强度孕激素。用于子宫内膜异位症伴随或不伴随不育。

【用法】口服：子宫内膜异位症，5 mg / 周，于月经周期第1天2.5 mg，第4天服2.5 mg，以后每周按这固定两天服药，持续6个月以上。

【注意】

（1）不良反应：初期点滴出血、体重增加、痤疮、脂溢性皮炎、潮热、乳房缩小、神经过敏、头痛、胃部不适等。

（2）孕妇、乳母、严重心力衰竭、肾肝功能不全、有既往代谢或血管疾患史者忌用。

（3）若忘记服1次药，一旦发现就补服1粒，以后按原方法在每周服药日子继续服用。

（4）抗癫痫药、利福平能加速本品代谢。

【制剂与规格】口服剂型：言昌胶囊，2.5 mg×8粒。

九、去氧孕烯/炔雌醇 Desogestrel and Ethinylestradiol

【应用】其避孕作用主要通过抑制垂体－性腺轴的排卵抑制作用实现，另外还能增加宫颈黏液的黏稠度，阻止精子的穿入。用于避孕。

【用法】在月经周期的第1天开始服用本品。每天约同一时间服本品1片，连续服21 d，随后停药7 d，在停药的第8天开始服用下一盒。

【注意】

（1）本品为复方制剂。片剂每片含去氧孕烯0.15 mg，炔雌醇30μg。

（2）不良反应：开始几个周期时会出现一些轻度反应，如恶心、头痛、乳房胀痛以及在月经周期中间出现点滴出血。一些较为少见的不良反应包括：呕吐、情绪抑郁；不能耐受隐形眼镜；阴道分泌物改变；各种皮肤不适；体液潴留；体重改变；过敏反应；性欲改变。

（3）开始服药前请咨询医师，包括体检，采集完整单位个人和家庭史，特别注意检查血压。

（4）连续服用本品每 3 个月，应当去医院做定期检查。

（5）在 7 d 的停药期中，通常会出现撤退性出血，通常在最后一次服药后 2～3 d 发生，且可能持续到服用下一次药前还不结束。

（6）有下列情况者慎用：肯定的静脉血栓家族史、延长固定术、外科手术或外伤、肥胖、吸烟（年龄超过 35 岁，每天>20 支）、异常脂蛋白血症、肥胖、高血压、心脏瓣膜疾病、动脉纤维性颤动、肯定的家族史、糖尿病、系统性红斑狼疮、溶血-尿毒症综合征、慢性肠炎性疾病、高血脂病人。

（7）出现下列情况应停止使用并咨询医师：听力或视觉障碍、持续血压升高、胸部锐痛或突然气短、偏头痛、乳腺肿块、癫痫发作次数增加、严重腹痛或腹胀、皮肤黄染或全身瘙痒等。

（8）本品性状发生改变时禁用。

（9）有下述任一情况者禁用：有或曾有血栓、栓塞前驱症状（如心绞痛和短暂性脑缺血发作），存在一种严重的或多个静脉或动脉血栓栓塞的危险因素，伴血管损害的糖尿病，严重高血压，严重异常脂蛋白血症，已知或乳腺恶性肿瘤，肝脏肿瘤，有或曾有严重肝脏疾病，肝脏功能未恢复正常，不明原因的阴道出血，已妊娠或怀疑妊娠，哺乳期妇女，以及对本品的任何成分过敏者。

【制剂与规格】口服剂型：妈富隆片，21 片。

第五节　胰腺素及其他影响血糖的药

一、胰岛素 Insiulin

【别名】胰岛素。

【应用】调节糖代谢，促进组织对糖的利用及肝糖原形成，抑制糖原异生，减低血糖。

用于糖尿病，大剂量可诱发低血糖。用于治疗精神分裂症，与葡萄糖、氯化钾静滴，可纠正细胞内缺钾，防治心肌梗死时的心律失常与供应能量以利心脏功能恢复。

【用法】皮下注射：3～4 次 / d，使用剂量应个体化，按病人尿糖多少而定。一般 24 h 尿中每 2～4 g 糖需要注射 1 U；中型糖尿病人，每天约需 5～40 U，于每次餐前 30 min 注射；较重病人用量在 40 U 以上。对糖尿病性昏迷，用量在 100 U 左右，与葡萄糖（50～100 g）一同静注。

【注意】

（1）不良反应：剂量过大可致血糖过低，注射局部产生硬块、皮下结节和皮下脂肪萎缩等局部反应。偶有荨麻疹及过敏性休克。

（2）出现低血糖休克时，静注 50%葡萄糖液 50 ml，必要时再静滴 5%葡萄糖液。

（3）勿用碱性物质消毒注射器具。忌与水解蛋白在同一溶液中给药。

（4）低血糖、肝硬化、溶血性黄疸、胰腺炎、肾炎等病人忌用。

（5）口服抗凝血药、水杨酸盐、磺胺类药物、β-受体阻滞剂、甲氨蝶呤、口服降血糖药、蛋白同化激素、乙醇、氯霉素等均可增强本品作用，促肾上腺皮质激素、甲状腺素、生长激素、噻嗪类利尿药、口服避孕药、烟酸衍生物等可拮抗本品作用。

（6）本品为速效胰岛素，注射后 30 min 起生效，作用于 2～4 h 达高峰，持续 5～10 h。

（7）胰岛素可少量被注射器吸附，含量愈低吸附愈高，使用剂量应考虑此因素。

（8）注射液中多含防腐剂，一般不宜静脉注射。静脉注射宜用注射用胰岛素。

【制剂与规格】注射剂型：胰岛素 10 ml：400 U。

二、人胰岛素 30R Biphasic Isophane Insiulin

【应用】含 30%普通人胰岛素和 70%低精蛋白锌人胰岛素。注射后起效时间 0.5 h，达峰时间 1～8 h，作用持续时 1.3 14~24 h。用于对饮食控制及口服药无效的糖尿病病人。

【用法】皮下注射：个体化剂量，2 次 / d，早晨给予 1 d 总剂量的 2 / 3，晚上给予 1 d 总剂量的 1 / 3，每次针剂量不得超过 50 U。

【注意】

（1）本品为复方制剂。每支含普通人胰岛素 30%，低精蛋白锌人胰岛素 70%。

（2）不良反应：可参见普通人体胰岛素项下。

【制剂与规格】注射剂型：诺和灵 30 R 注射液，10 ml：400 U；混合优泌灵注射液，10 ml：400 U；诺和林 30 R 笔芯，3 ml：300 U；混合优泌灵笔芯，3 ml：300 U；甘舒霖 30 R 笔芯，3ml：300U。

三、人胰岛素 N Isophane Insiulin

【应用】通过基因重组技术合成的胰岛素，与人体胰腺分泌的胰岛素结构完全相同。注射后起效时间 0.5～1.5 h，达峰时间 4～12 h，作用持续时间 18~24 h。用于对饮食控制及口服药无效的糖尿病病人。

【用法】皮下注射：个体化剂量，1～2 次 / d，早晨给予 1 d 总剂量的 2 / 3，晚上给予 1 d 总剂量的 1 / 3，每次针剂量不得超过 50 U。

【注意】

（1）不良反应：可参见普通人体胰岛素项下。

（2）本品仅供皮下注射。

（3）本品为均匀混悬液，若振摇后瓶底仍有白色沉淀或有块状物漂浮则不能应用。

（4）参见普通人体胰岛素。

【制剂与规格】注射剂型：诺和灵 N 注射液，10 ml：400 U。

四、人胰岛素 R Regiular Hiurnan Insiulin

【应用】通过基因重组技术合成的胰岛素，与人体胰腺分泌的胰岛素结构完全相同。注射后起效时间 0.5 h，达峰时间 2～3 h，作用持续时间 6～8 h。用于对饮食控制及口服药无效的糖尿病病人。

【用法】静注或皮下注射：个体化剂量，可 1 d 多次注射，每次剂量不超过 50 U。

【注意】

（1）不良反应：使用不当可发生低血糖反应和酮症酸中毒。偶可发生轻度脂质营养不良、胰岛素耐药、过敏反应。

（2）低血糖、胰岛细胞瘤病人禁用。

（3）皮下注射部位应该在上臂、大腿、臀部及腹部。注射部位需轮流交替，同样注射部位每月不能重复。注意不要损伤血管，不要按摩注射部位。

（3）有一小部分病人从动物胰岛素转换使用人体胰岛素时，可能需要减少剂量，特别是当这些病人原先糖尿病已控制较好或有低血糖倾向时。剂量改变通常是在第 1 次给药或在使用数周期间进行。

（4）以下情况可能需增加胰岛素的剂量：疾病、情绪干扰、正在使用口服升血糖药、避孕药、肾上腺皮质激素、甲状腺激素替代治疗等会儿引起血糖上升的药。

（5）以下情况可能需减少胰岛素的剂量：肝肾损伤的病人、正在使用口服降血糖药、水杨酸制剂、磺胺类药物。

(5)2～8℃避光保存。

（6）本品为澄清、无色均匀液体，若出现浑浊、浓稠、轻度着色，请不要使用。

【制剂与规格】注射剂型：诺和灵 R 注射液，10 ml：400 U：优泌林注射液，10 ml：400 U；优泌林笔芯，3 ml：300 U。

五、赖脯胰岛素 Recombinant Hiuman Insiulin Lispro

【应用】与普通胰岛素相比，赖脯胰岛素的快速起效，较短的作用时间的特点在患有肝功能和肾功能损害的病人中仍然存在。适用于需控制高血糖的糖尿病病人。

【用法】赖脯胰岛素剂量由医师根据病人的需要情况来决定。给药时间更接近用餐时间（用餐前 15 min 之内），可根据医师建议与长效胰岛素或口服磺酰脲类联合应用。皮下注射部位可选择上臂、大腿、臀部或腹部。应轮换注射部位，同一注射部位每月注射不能超过一次。

【注意】

（1）不良反应：全身过敏反应，全身过敏反应可引起全身皮疹、气短、喘息、血压下降、脉快或大汗，严重的全身过敏反应可威胁病人生命。皮肤和皮肤附件，注射部位局部反应，脂肪萎缩、瘙痒、皮疹。低血糖是胰岛素治疗最常见的不良反应，每个糖尿病人都可能发生。严重低血糖可导致意识丧失，甚至死亡。

（2）由于其独特的结构导致起效快和持续时间短，病人从以前的胰岛素转换为赖脯胰岛素时可能需要调整剂量。

（3）在低血糖发作时严禁使用。病人对赖脯胰岛素或其赋形剂过敏者严禁使用。

【制剂与规格】注射剂型：优泌乐笔芯，3 ml：300 U。

六、门冬胰岛素 30 Insiulin Aspart 30

【应用】胰岛素的降血糖作用是通过其分子与肌肉和脂肪细胞上的胰岛素受体结合后，促进细胞对葡萄糖吸收利用，同时抑制肝脏葡萄糖的输出来实现的。在门冬胰岛素中，天门冬氨酸替换了人胰岛素氨基酸链 B28 位的脯氨酸，这就减少了本品的可溶部分形成六聚体的倾向，而可溶性人胰岛素是有这种倾向的。用于治疗糖尿病。

【用法】皮下注射：用量因人而异。胰岛素需求量通常为 0.5～1 U /（kg·d）。

【注意】

（1）本品为复方制剂。每支含 30％可溶性门冬胰岛素，70％精蛋白门冬胰岛素。

（2）不良反应：低血糖，其症状包括出冷汗、皮肤苍白发冷、疲乏、神经紧张或震颤、焦虑、不同寻常的疲倦或衰弱、情绪紊乱、注意力不集中、嗜睡、过度饥饿、视觉异常、头痛、恶心和心悸。严重的低血糖反应可导致意识丧失和（或）惊厥和暂时性或永久性脑功能损害甚至死亡。胰岛素治疗的初期可能会出现水肿现象和屈光不正，过敏；若未能轮换注射部位，有可能在注射部位发生脂肪营养不良。

（3）不能静脉给药，也不可用于胰岛素泵。

（4）剂量不足或治疗中断会引起高血糖和糖尿病酮症中毒。

（5）低血糖症禁用。对门冬胰岛素或本品中任何成分过敏者禁用。

【制剂与规格】注射剂型：诺和锐 30 注射液，3 ml：300 U。

七、甘精胰岛素 Lantius Insiulin Glargine

【应用】用于需用胰岛素治疗的糖尿病。

【用法】皮下注射：每天傍晚注射 1 次。2 型糖尿病病人也可将本品和口服降糖药物一起使用。

【注意】

（1）不良反应：可见低血糖反应；眼睛可能发生一过性视力障碍，注射部位发红、疼痛、瘙痒肿胀及对胰岛素或赋形剂的速发性变态反应。

（2）对甘精胰岛素或其注射液中任何一种赋形剂过敏者禁用。

（3）糖尿病酮症酸中毒的治疗，不能选用甘精胰岛素，推荐静脉注射常规胰岛素。

【制剂与规格】注射剂型：来得时注射液，3 ml：300 U。

6.5.2 口服降糖药

八、二甲双胍 Metforrnine

【应用】双胍类降血糖药，促进周围组织中糖的无氧酵解，增加肌肉等组织对糖的摄取和利用，抑制糖异生，抑制糖在胃肠道的吸收，促进胰岛素与胰岛素受体的结合，提高胰岛素敏感性。用于成年型轻症糖尿病。

【用法】口服：开始 0.25～0.5 g / 次，3 次 / d，以后根据病情调整剂量，最大量 3.0 g / d。或 850 mg / 次，2 次 / d。随餐或餐后服务。

【注意】

（1）不良反应：用药初期，尤其是空腹服用本品，能引起恶心、呕吐、粪便稀薄及腹泻等胃肠道不适。

（2）孕妇、乳母、嗜酒者，肝、肾、肺功能不全，心力衰竭，任何有全身缺氧者禁用。伴有酮症、酸中毒、糖尿病昏迷前期或并发感染者、急性发热者禁用。

（3）避免与碱性溶液或饮料服用。

（4）与氯磺丙脲合用有协同作用。

【制剂与规格】 口服剂型：二甲双胍片，250 mg×48 片；格华止片，500mg×20 片。

九、阿卡波糖 Acarbose

【应用】在肠道内竞争性抑制 α-葡萄糖苷酶，可降低多糖及蔗糖分解生成葡萄糖，减少并延缓吸收，因此具有降低饭后高血糖和血浆胰岛素浓度的作用。用于胰岛素依赖型或非胰岛素依赖型糖尿病。

【用法】口服：剂量需个体化，开始 25 mg / 次，3 次 / d。6～8 周后增加至 50~200 mg / 次，3 次 / d，饭前服用。

【注意】

（1）不良反应：胀气、肠鸣音，偶有腹泻和腹痛，极个别出现红斑、皮疹、荨麻疹、水肿、轻度肠梗阻。

（2）有明显消化、吸收障碍的慢性肠功能紊乱者，因肠胀气而可能恶化的病人（如 Roemheld 综合征、严重疝气、肠梗阻、肠溃疡等），孕妇，儿童和青少年，对本品过敏者禁用。

（3）避免与抗酸药、考来烯胺、肠道吸附和消化酶制品同服。

【制剂与规格】口服剂型：拜糖平片，50 mg×30 片；卡博平片，50 mg×30 片。

十、伏格列波糖 Voglibose

【应用】能选择性地抑制 α-葡萄糖苷酶，减少并延缓葡萄糖的吸收。用于改善糖尿病餐后高血糖。适用于病人接受饮食疗法、运动疗法没有得到明显疗效时，或者病人除饮食疗法、运动疗法外还用口服降血糖药物或胰岛素制剂没有得到明显的效果时。

【用法】口服：成人 0.2 mg / 次，3 次 / d，饭前服用。

【注意】

（1）不良反应：腹部胀满、排气增加，偶有肠梗阻症状、肝功能障碍、软便、肠鸣、腹痛、便秘、食欲不振、恶心、呕吐、麻痹、颜面浮肿、出汗等，与其他糖尿病药物并用时有时出现低血糖。

（2）严重酮症病人、糖尿病昏迷或昏迷前病人，严重感染的病人、手术前后的病人或严重创伤的病人以及对本品过敏病人禁用。

（3）正在服用其他糖尿病药物的病人，有腹部手术史或肠梗阻史的病人，伴有消化和吸收障碍的慢性肠道疾病的病人，Roem-held 综合征、重度疝、大肠狭窄、溃疡等病人，严重肝、肾障碍的病人，老年病人慎用。

（4）本药只用于已明确诊断的糖尿病病人，必须注意除糖尿病外，葡萄糖耐量异常、尿糖阳性等也会出现糖尿病症状（肾型糖尿病、老年性糖代谢异常、甲状腺功能异常等）。

（5）对只进行糖尿病基本治疗即饮食疗法、运动疗法的病人，只限于餐后 2 h 血糖值在 11.2 mmol / L（200 mg / dl）以上。除饮食疗法、运动疗法外，对并用口服降糖药或胰岛素制剂的病人，服用本品的指标为空腹时血糖值在 7.84 mmol / L（140 mg / dl）以上。

【制剂与规格】口服剂型：倍欣片，0.2 mg×30 片。

十一、格列吡嗪 Glipizide

【应用】第二代磺脲类口服降血糖药。刺激胰岛β细胞释放胰岛素，抑制肝糖原分解并促进肌肉利用葡萄糖。用于单用饮食控制治疗未能达到良好控制的轻、中度非胰岛素依赖型病人。对成人疗效高，不适用于儿童。

【用法】口服：2.5～30 mg / d，分 2～3 次，饭前 30 min 服用。控释片及缓释胶囊初始剂量每次 5 mg / d，早餐时服用。以后根据血糖水平来调整剂量。

【注意】

（1）不良反应：胃肠道症状、头痛，个别皮肤过敏，偶有低血糖、造血系统可逆性改变等。

（2）胰岛素依赖型糖尿病、糖尿病并发酮症酸中毒、昏迷、合并严重感染及伴有肝肾功能不全者、孕妇、白细胞减少以及对本品过敏者忌用。

（3）虚弱、高热、恶心和呕吐、肾上腺皮质功能减退或垂体前叶功能减退症者慎用。

（4）某些药物可能加强本品的降血糖作用，如非甾体类抗炎药以及其他具有高蛋白质结合能力的药物、水杨酸盐、磺胺、氯霉素、丙磺酸、香豆素、单胺氧化酶抑制剂及β肾上腺能阻断剂。

（5）与噻嗪类和其他利尿剂、皮质类固醇、苄噻嗪、甲状腺制剂、雌激素、口服避孕药、苯妥英、烟酸、拟交感神经药、钙通道阻滞剂和异烟肼合用，可降低其降血糖作用。

【制剂与规格】口服剂型：优哒灵片，5 mg×30 片；瑞易宁控释片 5 mg×14 片。

十二、格列喹酮 Gliqiuidone

【应用】第二代口服磺脲类降血糖药，能刺激胰岛 B 细胞分泌内源性胰岛素。适用于单纯饮食治疗不能理想控制的中老年非胰岛素依赖型糖尿病，尤适用于伴肾功能不良者。

【用法】口服：开始 15～30 mg，早餐前 1 次服用，以后根据病情调整剂量，超过 30 mg，分 2～3 次服用。最大单次剂量不应超过 60 mg，最大日剂量不超过 180 mg。

【注意】

（1）不良反应：偶见有皮肤过敏、胃肠道反应、轻度低血糖反应及血液系统方面的改变。

（2）胰岛素依赖型糖尿病，糖尿病昏迷或昏迷前期，糖尿病合并酸中毒或酮症，对磺胺类药物过敏，妊娠糖尿病病人忌用。

（3）严重肾损害者慎用。

（4）药物相互作用参见格列吡嗪。

【制剂与规格】口服剂型：格列喹酮片，30 mg×60 片。

格列苯脲 Glimepiride

【应用】磺胺酰脲类口服降血糖药。用于节食，体育锻炼及减肥不能满意控制血糖的 2 型糖尿病。

【用法】口服：首次 1 mg / d。早餐时随餐 1 次顿服。以后根据血糖监测结果，每 1～2 周按下列步骤增加剂量：1 mg～2 mg～3 mg～4 mg～6 mg，仅个别病人需要用至 8 mg。

【注意】

（1）不良反应：偶有低血糖反应、一过性视力障碍、胃肠道症状。罕见肝功能紊乱，瘙痒、荨麻疹或皮疹、可逆性造血系统改变。

（2）对本品、磺酰脲类、磺胺类以及类似药物过敏者、妊娠期和哺乳期妇女禁用。严重的肾功能损害或肝脏功能损害者、肾上腺皮质、脑垂体前叶和甲状腺等腺体功能严重障碍病人慎用。

（3）服药时用水整片吞服，不要嚼碎。

【制剂与规格】口服剂型：佑苏片，2 mg×10 片；万苏平片，2mg×12 片。

十三、格列齐特 Gliclazide Modified

【应用】当单用饮食疗法，运动治疗和减轻体重不足以控制血糖的成人非胰岛素依赖型糖尿病（2 型）病人。

【用法】口服：仅用于成人。饮食、运动和减重疗法控制不佳的 2 型糖尿病病人，初始剂量为 80 mg / d（缓释片的初始剂量为 30 mg / d），早餐时服用。每隔 2～4 周可调整剂量，每次增加 1 片，直至最大剂量 4 片 / d。老年人轻至中度。肾功能不全的病人[Cr>1.2 L / h(20 ml / min)]，无需调整剂量。达美康缓释片可按上述给药方法单独或与双胍类（二甲双胍），α-糖苷酶抑制剂或胰岛素联合应用。

【注意】

（1）不良反应：偶见皮肤反应，停药后消失。罕见的有血细胞异常，但通常是可逆的。

（2）已知对格列齐特或其中某一种赋形剂，其他磺脲、磺胺类药物过敏；1 型糖尿病，糖尿病昏迷前期，糖尿病酮症酸中毒，严重肾或肝功能不全者禁用。

（3）磺脲类药物过量可产生低血糖，有意识障碍的严重病人，应立即静脉给予高渗葡萄糖（10%～30%）。

（4）利尿剂和巴比妥盐可降低药物作用，唑类衍生物、水杨酸盐、保泰松、磺胺类抗菌药和β阻滞剂都能增加本药降糖作用。

【制剂与规格】口服剂型：达美康片，80 mg× 60 片；达美康缓释片，30 mg×30 片。

十四、罗格列酮 Rosiglitatone

【应用】噻唑烷二酮类抗糖尿病药，通过激活脂肪、骨骼肌和肝脏促胰岛素所作用组织的 PPARγ 核受体，从而调节胰岛素应答基因的转录，控制血糖的生成、转运和利用。用于治疗 2 型糖尿病。

【用法】口服：起始 4mg / d，12 周治疗后，可加至 8 mg / d，1 次 / d 或分 2 次服，空腹或进餐时服。

【注意】

（1）不良反应：上呼吸道感染、头痛、腹泻、低血糖、轻一中度的贫血和水肿、血液学指标改变、ALT 升高等。

（2）对本品过敏者、妊娠和哺乳妇女、18 岁以下病人禁用，水肿病人慎用。

（3）本品可使伴有胰岛素抵抗的绝经前期和无排卵型妇女恢复排卵。

（4）不适用于 NYHA 3、4 级心功能的病人。有心衰危险者（尤其是合用胰岛素治疗者），应严格监测心衰的症状和体征。

（5）患有活动性肝脏疾患或 ALT 大于正常上限 2.5 倍时，不应服用本品。

（6）定期监测肝功能。

【制剂与规格】 口服剂型：维戈洛片，4 mg× 7 片；文迪雅片，4mg×7 片。

十五、吡格列酮 Piogfitazone

【应用】噻唑烷二酮类抗糖尿病药。用于治疗 2 型糖尿病。

【用法】口服：初始 15 mg 或 30 mg，1 次 / d，可增至 45 mg，1 次 / d。

【注意】参见罗格列酮。

【制剂与规格】口服剂型：瑞彤片，15 mg×7 片；卡司平片，15mg×7 片。

十六、瑞格列奈 Repaglinide

【应用】新型的短效口服促胰岛素分泌降糖药，与其他降糖药不同，它与不同的受体结合以关闭β细胞膜中 ATP～依赖性钾通道，使β细胞去极化，打开钙通道，使钙的流入增加，从而诱导β细胞分泌胰岛素。用于饮食控制、降低体重及运动锻炼不能有效控制的 2 型糖尿病（非胰岛素依赖型）病人。

【用法】口服：每餐前 0.5 mg，根据需要调整剂量，最大剂量可至 4 mg / 次或 16 mg / d。通常在餐前 15 min 内服用本品。每天用药次数根据主餐次数，进餐服药、不进餐不服药。

【注意】

（1）不良反应：低血糖、上呼吸道感染、头昏、疼痛、体重增加，少见心绞痛、心肌梗死、冠心病、缺血性心肌病、肿瘤发生等。

（2）已知对本品过敏病人，1 型糖尿病病人（胰岛素依赖型），C-肽阴性糖尿病病人，伴随或不伴昏迷的糖尿病酮症酸中毒病人，妊娠或哺乳妇女，12 岁以下儿童，严重。肾功能或肝功能不全病人，与 CYP3A4 抑制剂或诱导剂合并治疗时禁用本品。

（3）与二甲双胍合用会增加发生低血糖的危险性。如果合并用药后仍发生持续高血糖，则不能再用口服降糖药控制血糖，而需改用胰岛素治疗。在发生应激反应时，如发烧、外伤、感染或手术，可能会出现高血糖。

（4）单胺氧化酶抑制剂、非选择性β受体阻滞剂、ACE 抑制剂、非甾体抗炎药、水杨酸盐、奥曲肽、乙醇以及促合成代谢的激素可增强本品的降血糖作用。口服避孕药、噻嗪类药物、皮质激素、达那唑、甲状腺激素和拟交感神经药可减弱本品的降血糖作用。

（5）本品主要由 P450（CYP3A4）诱导剂代谢。因此，CYP3A4 抑制剂如酮康唑、伊曲康唑、红霉素、氟康唑、米比法地尔可能升高本品血浆水平，而能诱导 CYP3A4 的药物如利福平、苯妥英可能降低本品血浆水平。

【制剂与规格】口服剂型：孚来迪片，0.5 mg×30 片。

第六节　抗糖尿病神经病变药

一、硫辛酸 Thioctic Acid

【应用】本品可以降低神经组织的脂质氧化现象，本品可能阻止蛋白质的糖基化作用；且可抑制醛糖还原酶，因而可阻止葡萄糖或半乳糖转化成为山梨醇，所以硫辛酸可以防止糖尿病、控制血糖及防止因高血糖造成的神经病变。主要用于糖尿病周围神经病变引起的感觉异常。

【用法】静注：静脉注射应缓慢。也可加入生理盐水静脉滴注，如 250~500 mg 硫辛酸加入 100~250 ml 生理盐水中，静脉滴注时间约 30 min。除非有特别医嘱，对严重糖尿病周围神经病变引起的感觉异常的病人，可用静脉滴注给药，300~600 mg / d，2～4 周为 1 个疗程。

【注意】

（1）不良反应：偶见静脉滴注过快可出现头胀和呼吸困难，但可自行缓解。罕见出现抽搐、复视、紫癜以及由于血小板功能异常引起的出血倾向。

（2）配好的输液，用铝箔纸包裹避光，6 h 内保持稳定。

（3）本品不能与葡萄糖溶液、林格溶液及所可能与硫基或二硫键其反应的溶液配伍使用。

（4）对本品过敏者禁用。妊娠及哺乳期妇女不应使用。

【制剂与规格】注射剂型：唐可停注射液，20 ml：600 mg。

二、依帕司他 Palrestat

【应用】依帕司他是一种可逆性的醛糖还原酶非竞争性抑制剂，对醛糖还原酶具有选择性抑制作用。适用于糖尿病神经性病变。

【用法】成人 50 mg / 次，3 次 / d，于饭前口服。

【注意】

（1）不良反应：偶见过敏：红斑、水疱、皮疹瘙痒。肝损：胆红素、AST、ALT、γ-GTP 升高。消化系统：腹泻、恶心、呕吐、腹痛、食欲不振、腹部胀满感、胃部不适。肾损：肌酐升高。极少见眩晕、头晕、颈痛、乏力、思睡、浮肿、肿痛、四肢痛感、麻木、脱毛。

（2）有过敏体质史者慎用。

（3）孕妇使用本品时应极为慎重。哺乳期妇女应避免使用。

【制剂与规格】口服剂型：唐林片，50 mg× 10 片。

第十章 甲状腺激素及抗甲状腺药

第一节 甲状腺激素类药

一、甲状腺素 Thyroxine

【应用】能促进新陈代谢，提高机体对交感神经介质的感受性，促进机体生长发育，参与体温调节，降低血中胆固醇含量。用于呆小病，黏液性水肿及其他甲状腺功能减退症等。

【用法】口服：黏液性水肿：开始不超过 15~30 mg / d，以后渐增至 90～180 mg / d，病情稳定后，改维持量 60～120mg / d。呆小病：1 岁以内 8～15 mg / d，1～2 岁 20～45 mg，2 岁以上 30～120 mg，均分 3 次服。

【注意】

（1）不良反应：剂量增加太快时可能发生典型的甲亢症状，如心悸、手指震颤、出汗过多、体重减轻、神经兴奋性增高、失眠，重者有呕吐、腹泻、发热、脉搏增快而不规则、肌肉颤动甚至痉挛等。

（2）宜注意肝、肾功能，以免蓄积中毒。

（3）与升压药合用，易诱发心律失常。

（4）能增强香豆素类及口服降血糖药作用，苯妥英钠、阿司匹林可增加本品效力。

（5）高血压、糖尿病病人禁用。

【制剂与规格】口服剂型：甲状腺素片，40 mg×100 片。

二、左甲状腺素 Levothyrwdne

【应用】人工合成的四碘甲胱氨酸（T4）。用于克汀病、黏液性水肿、甲状腺素替代治疗。

【用法】口服：成人开始 50～100μg / d，早餐前服用，剂量以 50μg 逐步递增。通常维持量 100～200μg。老年人（年龄>65 岁），开始 50μg / d，然后以每 2～4 周 20～50

μg递增。儿童剂量个别调整。

【注意】参见甲状腺素。

【制剂与规格】口服剂型：优甲乐片，50μg×100片。

第二节　抗甲状腺药

一、丙硫氧嘧啶 Propylthiuracil

【应用】抑制甲状腺激素的合成。用于甲亢及甲状腺危象治疗、甲状腺病的术前准备及术后治疗。作用较甲巯咪唑快，甲亢危象首选药。

【用法】口服：剂量应个体化，成人甲亢，50～100 mg / 次，150～300 mg / d；极量，200 mg / 次，600mg / d。病情控制后维持量 50～150 mg。小儿开始剂量 4 mg / (kg·d)，分次服，维持量酌减。

【注意】

（1）不良反应：高热、皮疹、胃肠道反应、关节痛、头痛、脉管炎、发烧，个别有白细胞减少及粒细胞缺乏。

（2）服药前避免服碘剂。

（3）孕妇、哺乳期妇女慎用。结节性甲状腺肿合并甲状腺功能亢进者，甲状腺癌病人忌用。

（4）治疗开始起定期检查血象。

（5）磺胺类、对氨基水杨酸、巴比妥类、酚妥拉明、妥拉苏林、维生素 B12、磺酰脲类等都有抑制甲状腺功能和引起甲状腺肿大的作用，合用须注意。

【制剂与规格】　口服剂型：丙硫氧嘧啶片，50mg×100片。

二、复方碘 Iodine Co. Liq.

【别名】卢戈液。

【应用】小剂量是合成甲状腺素的原料，超过生理量的碘有间接阻止体内甲状腺激素合成和释放的作用。用于单纯性甲状腺肿的防治，甲状腺肿伴功能亢进症术前准备、甲状腺危象时抢救，碘制剂造影前做碘过敏试验及小儿用放射性碘核素扫描及核素扫描前封闭甲状腺用。

【用法】口服：单纯性甲状腺肿，0.1～0.5 ml / 次，1 次 / d，1 个疗程 14 d，共 2 个疗程，间隔 30～40 d。甲亢症手术前准备，

0.1～0.5 ml / 次，3 次 / d。甲状腺危象抢救，剂量 1 ml / 次，3ml / d。

【注意】

（1）本品为复方制剂。口服溶液每 10 ml 含碘 0.5 g，碘化钾 1.0 g。

（2）不良反应：可见过敏反应，如皮疹，呼吸道黏膜充血水肿，甚至喉水肿而引起窒息。

（3）对黏膜有刺激，故宜用冷开水稀释后服用。

（4）大量饮水和增加食盐可加快碘排泄。

（5）术前准备共 1 周，剂量逐渐由小增大，术后再由大减小，直至停服。

（6）小儿用放射性碘核素扫描前封闭甲状腺，剂量为 1 岁以下 1 滴 / 次，1～4 岁 2 滴 / 次，4 岁以上 3 滴 / 次，均 3 次 / d，服用 1 周。

【制剂与规格】　口服剂型：复方碘口服溶液，100 ml。

三、甲巯咪唑 Methimazole

【别名】他巴唑。

【应用】作用较丙硫氧嘧啶强，奏效快而代谢慢，维持时间较长。用于甲状腺功能亢进及术前准备。

I 用法　口服：开始 10~20 mg / 次，2～3 次 / d。维持量，5～15 mg / d。儿童初始剂量根据疾病的严重程度决定，0.3～0.5 mg / (kg · d)，维持量，0.2～0.3 mg / (kg · d)。妊娠妇女、肝功能损害者，用尽可能低的剂量 2.5～10 mg / d。

【注意】

（1）不良反应：同丙硫氧嘧啶。

（2）肾功能不全者，用药间隔时间须延长到 12~24 h。

【制剂与规格】 口服剂型：甲巯咪唑片，5 mg×100 片。赛治片，10 mg×50 片。

第三节　甲状旁腺及钙代谢调节药

一、骨化三醇 Calcitriol

【应用】维生素 D3 的活性代谢物。具有促进小肠吸收钙并调节骨的无机盐等作用。用于绝经后和老年性骨质疏松，慢性肾衰竭肾性骨营养不良，甲状旁腺功能减退，维生素 D 依赖性佝偻病及血磷酸盐过少维生素 D 抗性佝偻病等。

【用法】口服：成人 0.25μg／次，1～2 次／d。视血钙而调整剂量。

【注意】

（1）不良反应：超剂量可引起高血钙综合征或钙中毒。

（2）血清钙及磷酸盐的浓度必须定时测定。

（3）服用本品时，不应同时服用其他维生素 D 制剂及其衍生物。

（4）儿童用药安全性和有效性尚未建立。

【制剂与规格】　口服剂型：骨化三醇胶囊，0.25μg×10 粒；盖三醇胶丸，0.25μg×10 粒。

二、阿法维生素 DAlfacalcidol

【应用】在体内转化为 1α，25－二羟维生素 D3 后，可促进肠内钙的吸收，骨钙的动员及肾再吸收钙。用于肾脏生成 1α，25－二羟维生素 D3 减少而引起的骨病及某些抗维生素 D 的疾病，如骨质疏松症、肾病性佝偻病，甲状旁腺功能低下等。

【用法】口服：慢性肾功能不全及骨质疏松症，每次 0.5～1.0　μg／d。甲状旁腺功能低下及维生素 D 代谢异常，每次 1.0～4.0　μg／d。

【注意】

（1）不良反应：超剂量时可引起高钙血症。

（2）须对血钙及血浆碱性磷酸酶做常规监测。

（3）血钙过高应停药，严重时加用呋塞米等利尿剂及静脉输液或使用激素。

【制剂与规格】　口服剂型：萌格旺片，0.5μg×10 片；法能胶丸，0.25μg×20 粒。

三、阿仑膦酸钠 Alendronate Sodium

【应用】适用于治疗绝经后妇女的骨质疏松症，以预防髋部和脊柱骨折（椎骨压缩性骨折）。也适用于治疗男性骨质疏松症以预防骨折。

【用法】口服：70 mg / 次，1 次 / 周，早餐前至少 30 min 温开水送服。

【注意】

（1）不良反应：腹痛、腹胀、腹泻、恶心、食管溃疡、头痛、骨骼肌疼痛、罕见皮疹或红斑。

（2）导致食管排空延迟的食管异常、不能站立或坐直至少 30min 者、对本品过敏者、低钙血症者、孕妇和哺乳期妇女禁用。

（3）患有活动性上消化道疾病，如咽下困难、食管疾病、胃炎、十二指肠炎或溃疡的病人慎用。

（4）婴幼儿、青少年、中重度肾功能不全者、肌酐清除率<35 ml / min 的病人不宜使用。

（5）补钙剂、抗酸剂等必须在服本品后至少 0.5 h 服。

【制剂与规格】口服剂型：福善美片，70 mg×1 片；固邦片，10 mg×6 片。

四、降钙素 Calcitonin

【应用】适用于绝经后及老年性骨质疏松，皮质类固醇或缺乏活动引起的继发性骨质疏松，乳癌、肺或肾癌、骨髓瘤和其他恶性肿瘤骨转移所致的大量的骨溶解导致的骨疼痛，甲状旁腺功能亢进、缺乏活动或维生素 D 中毒导致的变形性骨炎（Paget 骨病），高钙血症及高钙危象，神经营养不良症（Siudeck's disease）。

【用法】皮下或肌内注射：停经后骨质疏松症，50～100 U / d，或隔天 100 U。变形性骨炎，100U / d，症状改善后隔天或每天注射 50 U。痛性神经营养不良症，100 U / d，持续 2～4 周，然后每周 3 次 100 U。高钙危象，5～10 U /（kg・d）溶于生理盐水 500 ml 中，静脉滴注至少 6 h 以上或每天剂量分 2～4 次缓慢静脉注射。

【注意】

（1）不良反应：恶心、呕吐、轻微脸部潮红且伴有热感，低血压、头晕，极少数病人会发生局部或全身过敏反应。

（2）禁用于对本药过敏者。授乳时不宜使用。小孩使用不得超过数月。

（3）有过敏史的病人，在使用降钙素治疗之前，应做皮试。

【制剂与规格】注射剂型：降钙素注射液，1 ml：50 U；益盖宁注射液，1 ml：20μg。

第四节　其他激素及调节内分泌功能类药

一、胰激肽原酶 Pancreatic Kininogenase

【应用】用于脑动脉硬化症、闭塞性动脉内膜炎、闭塞性血管炎、四肢慢性溃疡、肢端动脉痉挛症、手足发绀，老年性四肢冷感、中央视网膜炎、眼底出血等。

【用法】　口服：120～240 U / 次，360～720 U / d。

【注意】

（1）不良反应：特异体质者过敏反应。

（2）恶性肿瘤、颅内压增高、心力衰竭者禁用。

（3）本品易被消化酶破坏，口服作用时间短。

【制剂与规格】口服剂型：多美乐肠溶片，120 U×48 片。

二、甲钴胺 Mecobalamin

【应用】本品为辅酶维生素 B12 制剂，促进核酸、蛋白质、脂质代谢，修复被损的神经组织，用于周围神经病，因缺乏维生素 B12 引起的巨幼红细胞性贫血。

【用法】口服：1 片 / 次，3 次 / d，可视年龄、症状酌情增减。肌注或静注：500 μg / 次，1 次 / d，3 次 / 周。

【注意】

（1）不良反应：食欲不振、恶心、腹泻、皮疹、肌肉部位疼痛、硬结，头痛、出汗、发烧等症。

（2）从事接触汞及其化合物工作的病人，不宜长期大量服用。

（3）肌注时避免同一部位反复注射，并避开神经走向部位。

【制剂与规格】口服剂型：弥诺片，0.5 mg×20片；弥可保片，500 μg×20片。注射剂型：曲力注射液，1 ml：0.5 mg；弥可保注射液，1 ml：500μg。

第十一章 调节免疫功能药

一、卡介菌多糖核酸 Extra Bacillus Oalmette Guerin

【别名】卡介菌素。

【应用】非特异性细胞免疫增强剂，能有效地激活巨噬细胞和 T 淋巴细胞，同时加强肺泡巨噬细胞捕获抗原物质的能力，提高传递免疫信息的活力，促进 T 细胞增殖、分化速度，释放出大量的淋巴因子，从而达到增强机体免疫功能。对肾病综合征、免疫功能低下、慢性支气管炎、哮喘、体质孱弱、感冒、风湿性关节炎、神经性皮炎等均有不同程度的治疗效果，尤其是呼吸道疾病和肿瘤的防治。

【用法】成人：肌注，0.5 mg / 次，2～3 次 / 周，3 个月为 1 个疗程。儿童：酌减或遵医嘱。

【制剂与规格】注射剂型：卡介苗多糖核酸注射液，1 ml：0.35 mg。

二、环孢素 Ciclosporin

【应用】免疫抑制作用强，对骨髓毒性很小的药物。主要用于肾、肝及心脏移植的抗排斥反应。亦适用于自身免疫病如红斑狼疮、胆汁性肝硬化、眼色素层炎、牛皮癣等。

【用法】口服：器官移植，在移植手术前 4～12 h 口服 14～17.5mg / (kg · d)，按此剂量可持续到手术后 1～2 周，然后根据需要，每周减少 5%，直至维持量 5～10 mg / (kg · d)，同时给激素辅助治疗。自身免疫病：初始剂量：5mg / (kg · d)，可增至 10 mg / (kg · d)。

【注意】

（1）不良反应：肾毒性（如肾小球血栓形成、肾小管受阻、线粒体肿胀、蛋白尿、管型尿等）、肝毒性（如低蛋白血症、高胆红素血症、转氨酶升高等）、神经系统反应（如运动性脊髓综合征、小脑样综合征、精神紊乱、震颤等）、胃肠道反应、高血压、多毛症、严重过敏反应等。

（2）肝、肾功能不全者、孕妇慎用，1 岁以下儿童不宜用。

（3）应用时宜监测血药浓度，并实行个体化给药。

（4）本品经肝代谢，凡能影响肝药酶活性的药物均可影响本品代谢，如红霉素、交沙霉素、酮康唑、H2 受体拮抗剂、钙通道阻滞剂、雄激素、口服避孕药均可使本品代谢降低、血浓度增加。

（5）卡马西平、苯妥英钠、苯巴比妥、异烟肼、利福平等能加速本品代谢。

（6）氨基糖苷类抗生素、复方磺胺甲唑、两性霉素 B、头孢菌素、氮芥、非甾体抗炎药、甘露醇、呋塞米等都有可能加重肾毒性。

（7）禁与钙剂、储钙利尿剂合用，避免进食含钙量高的食物及接种疫苗。

【制剂与规格】口服剂型：新环孢素胶囊，25 mg× 50 粒。

三、霉酚酸酯 Mycophenolate Mofetil

【应用】用于预防同种肾移植病人的排斥反应及治疗难治性排斥反应，可与环孢素和肾上腺皮质激素同时应用。

【用法】口服：预防排斥剂量：应于移植 72 h 内开始服用。肾移植推荐剂量为 1 g / 次，2 次 / d。口服 2 g / d 比口服 3 g / d 安全性更高。治疗难治性排斥反应：首次和维持剂量推荐为 1.5 g / 次，2 次 / d。

【注意】

（1）不良反应：主要为呕吐、腹泻等消化道症状，白细胞减少症，败血症，尿频以及某些类型的感染的发生率。偶见血尿酸升高、高血钾、肌痛或嗜睡。

（2）对霉酚酸及其酯过敏的病人禁用。

（3）服用本品的病人在第 1 个月每周 1 次进行全血细胞计数，第 2 和第 3 个月每月 2 次，余下的 1 年中每个月 1 次。如果发生中性粒细胞减少（中性粒细胞计数绝对值小于 1.3 ×100 / L），应停药或减量。对有严重慢性肾功能损害的病人[肾小球滤过率小于 25 ml / (min • 1.73 m2)]，应避免超过 1 g / 次，2 次 / d 的剂量（移植后即刻使用除外）。对这些病人应仔细观察。对移植后。肾功能延期恢复的病人不需要做剂量调整。

（4）本品作为联合应用免疫抑制药物时，有增加淋巴瘤和其他恶性肿瘤（特别是皮肤瘤）发生的危险。

【制剂与规格】口服剂型：骁悉片，500 mg× 20 片。

四、雷公藤总甙 Tripterygium Glycosides

【应用】具有较强的抗炎作用和免疫抑制作用，以及一定的抗凝和抗菌作用。用于类风湿关节炎、原发性肾小球肾病、肾病综合征、紫癜性及狼疮性肾炎、红斑狼疮、慢性活动性肝炎，亦可用于过敏性皮肤脉管炎、皮炎和湿疹，以及银屑病性关节炎、麻风反应、白塞病、复发性口疮等。

【用法】口服：1.0～1.5 mg / (kg • d)，分 3 次，饭后服。

【注意】

（1）不良反应：胃肠道不适，白细胞减少，血小板减少，面部色素沉着。长期服药可发生月经失调，精子数量减少。

（2）孕妇忌用，服此药时避孕。

（3）老年有严重心血管疾病者慎用。

【制剂与规格】口服剂型：雷公藤总甙片，10 mg×100 片。

五、硫唑嘌呤 Azathioprine

【应用】主要用于异体器官移植时抑制免疫排斥，多与皮质激素合用，或加用抗淋巴细胞球蛋白（ALG）疗效较好。亦可用于类风湿关节炎、全身性红斑狼疮、自身免疫性溶血性贫血、特发性血小板减少性紫癜、活动性慢性肝炎、溃疡性结肠炎、重症肌无力、硬皮病等自身免疫病。

【用法】口服：胶囊剂：1～4 mg / (kg • d)，一般 50 mg / 次，2 次 / d，可连服数月。用于器官移植：移植前 2～5 d，2～5 mg / (kg • d)，移植日 6 mg / kg，分 2～3 次，以后渐减至维持量 1～2 mg / (kg • d)。片剂：2.0～2.5 mg / (kg • d)，疗程视病情及毒性反应而定。用于肾移植，2～5 mg / (kg • d)。

【注意】

（1）大剂量及用药过久可有严重骨髓抑制，可致粒细胞减少，甚至再生障碍性贫血。亦有食欲减退、恶心、呕吐、中毒性肝炎、胰腺炎、脱发、黏膜溃疡、腹膜出血、视网膜出血、肺水肿及神经症状等。

（2）白细胞减少，肝功能损害者忌用，肾功能减退者宜减量慎用。

（3）可致畸和致癌。

（4）用药期定期查血象。

（5）别嘌醇可抑制本品代谢，合用时本品用量减少 1 / 4～1 / 3。

（6）用于器官移植者易发生继发性感染。

【制剂与规格】口服剂型：硫唑嘌呤片，50 mg×60 片。

六、干扰素 Interferon

【应用】干扰素能增强免疫功能，其机制在于：①调节机体的免疫监视、防御和稳定功能，使杀伤（NK）细胞、Tc 细胞的细胞毒杀伤作用增强。②使吞噬细胞的活力增强。③诱导外周血液中单核细胞的 2´-5´-寡核苷酸合成酶的活性。④增加或诱导细胞表面主要组织相容复合物抗原的表达。干扰素可用于肿瘤、病毒感染及慢性活动性乙型肝炎。

【用法】用于肝炎，200 万～500 万 U / m2，皮下注射 1 次 / d；或隔天皮下注射 1 次，1 000 万 U / m2。

【注意】

（1）不良反应：有发热、疲乏、食欲下降、头晕、流感症状等。

（2）偶有抑郁、呼吸困难、肝功能降低、白细胞减少及过敏反应等。

（3）严重心、肝、肾功能不良，骨髓抑制者禁用。

（4）孕妇、哺乳妇慎用。

【制剂与规格】注射剂型：万复洛（注射用），300 万 U。

七、乌体林斯 Mycobacterium Phlei

【别名】草分枝杆菌。

【应用】草分枝杆菌是耐酸分枝杆菌中的一种。用于肺结核及肺外结核病，也用于其他免疫功能低下性疾病。

【用法】肌内注射：1.72 μg / 次，1 次 / 周。一般 10 次为 1 个疗程。

【注意】

（1）本药耐受性好，注射局部或在病灶的皮肤部位可有轻微疼痛，可伴有轻微烧灼感。注射后 2～3 d 偶尔出现疲倦感、痰多。

（2）使用前先摇匀。

（3）注射前需认真观察注射部位症状，如出现红肿、硬结应暂停注射，待红肿、硬结、疼痛消失后再注射。否则极有可能无菌性坏死。

（4）本药与抗生素、抗结核药、口服降糖药配伍使用，从疗效上看有协调作用。

（5）同时使用免疫抑制药物，会降低本药疗效。

（6）发热病人禁用。

（7）虚弱病人慎用。

【制剂与规格】注射剂型：乌体林斯注射液，1 ml：1.72μg。

八、胸腺素 Thymopeptidum

【别名】胸腺素，胸腺因子。

【应用】参与机体细胞免疫反应，发挥细胞免疫作用，增强和调节细胞免疫功能。用于原发或继发性免疫缺陷症，各种肿瘤，全身性红斑狼疮，类风湿关节炎，急慢性活动性肝炎，过敏性哮喘，小儿癫痫，小儿麻痹，小儿及老年人免疫力低下等。

【用法】肌注或静滴：4～50 mg / 次，1 次 / d 或 1 次 / 隔天，3 个月为 1 个疗程。重病人可采用较大剂量静滴，但必须在医师指导下进行。

【注意】

（1）不良反应：发热、皮疹，少数有一过性头晕、胸闷。

（2）胸腺功能亢进者不宜使用。用前需皮试。皮试液终浓度为 25μg / ml，皮试时取 0.1 ml 皮内注射。

【制剂与规格】El 服剂型：迪赛肠溶片，15 mg×12 片。注射剂型：注射用胸腺素，40 mg。

九、羟氯喹 Hydroxychloroquine

【应用】4-氨基喹啉类药物，用于治疗盘状红斑狼疮及系统性红斑狼疮。其作用可能与其免疫抑制与抗炎作用有关。

【用法】口服：400 mg / d，分 1～2 次服用，长期维持剂量，200~400 mg / d。

【注意】

（1）不良反应：中枢神经系统反应、神经肌肉反应、眼反应、脱发、瘙痒、再生障碍性贫血、血液指标改变、胃肠道反应等。

（2）过敏者、孕妇及哺乳期妇女禁用。

（3）服用本品应进行初次（基线）以及定期（每 3 个月 1 次）的眼科检查（包括视敏度、输出裂隙灯、检眼镜以及视野检查）。

（4）长期接受本品治疗的病人应定期随访和检查，定期作血细胞计数。

【制剂与规格】口服剂型：纷乐片，100 mg×14 片。

十、重组人干扰素α-2b Recominant Huma Interferonα-2b

【应用】干扰素有抗病毒、提高免疫功能等作用。增强巨噬细胞的吞噬功能，增强细胞毒 T 细胞的杀伤作用和天然杀伤性细胞的功能。治疗尖锐湿疣，也可用于治疗口唇疱疹及生殖器疱疹。

【用法】　外用：涂患处，4 0 次 / d。每次涂药后按摩患处 2～3min 以帮助药物吸收。尖锐湿疣连续用药 6 周，口唇疱疹及生殖疱疹连续用药 1 周。

【注意】

（1）不良反应：发热、疲劳、厌食、恶心、头痛、肌痛、寒战，偶有呕吐、腹泻、味觉异常、流感样症状、嗜睡、精神错乱、低血压、关节疼痛、出汗。罕见抑郁、脱发、感觉异常、呼吸困难、心动过速、瘙痒、鼻出血、高血压等。剂量过大可出现肝损，粒细胞和血小板计数下降。

（2）过敏者禁用。

（3）严重心脏病、孕妇、乳母及 18 岁以下病人慎用。

（4）出现低血压，可行支持疗法，包括适当补液。

（5）与安眠药、镇静剂合用须小心。

【制剂与规格】外用剂型：尤靖安凝胶，5g：(1.0×105 U / g)。

十一、细菌溶解产物 Bacterial Lysates

【应用】用于免疫治疗。可预防呼吸道的反复感染及慢性支气管炎急性发作。可作为急性呼吸道感染治疗的合并用药。

【用法】口服：预防和（或）巩固治疗：空腹口服 1 粒 / d，每个月连用 10 d，连续使用 3 个月为 1 个疗程。即：连服 10 d，停 20 d；再服 10 d，停 20 d；再服 10 d。急性期的治疗：空腹口服 1 次 / d，1 粒 / 次，直至症状消失（但至少用 10 d）。如需使用抗生素则最好从治疗开始就同时服用泛福舒。6 个月至 12 岁儿童用药：服用儿童规格泛福舒胶囊，用药方案与成人相同。每粒儿童规格泛福舒胶囊的主成分含量是成人规格胶囊的一半。

【注意】

（1）本品为复方制剂。1 粒成人规格胶囊内含 7.0 mg 下列细菌的冻干溶解物：流感嗜血杆菌、肺炎双球菌、肺炎克雷伯菌、臭鼻克雷伯菌、金黄色葡萄球菌、化脓性链球菌、草绿色链球菌、卡他奈瑟菌等。

（2）不良反应：有胃肠道紊乱（恶心、腹痛、呕吐），皮肤反应（皮疹、荨麻疹），呼吸道不适（咳嗽、呼吸困难、哮喘）以及一些一般常见的问题（发热、疲劳、过敏反应）。

（3）如有持续胃肠紊乱，可中断治疗。如有长时间持续的皮肤反应和呼吸道不适，可能会导致过敏反应，应中断治疗。

（4）由于 6 个月以下儿童免疫系统尚不成熟，故不推荐服用泛福舒。

（5）泛福舒胶囊可以打开，当病人吞服胶囊有困难时，可将泛福舒胶囊打开，并将其内容物加入饮料（果汁、牛奶等）中服用。

【制剂与规格】口服剂型：泛福舒胶囊，7 mg×10。

十二、甘露聚糖肽 Mannatide

【应用】用于恶性肿瘤放、化疗中改善免疫功能低下的辅助治疗。

【用法】静脉滴注、肌内注射或瘤体注射：10～20 mg / 次，1 次 / d 或隔天 1 次，或遵医嘱，1个月为1个疗程，视病人状态可酌量增减。

【注意】

（1）不良反应：过敏反应：瘙痒、皮疹、红斑、风团、寒战、发烧，严重时可引起过敏性休克。呼吸系统：胸闷、呼吸困难、有发生呼吸骤停的报道。注射局部：疼痛。

（2）对本品过敏者、风湿性心脏病、支气管哮喘、气管炎病人禁用，高敏体质者禁用。

（3）本品有因过敏反应以及因呼吸骤停而死亡的报道，本品应在医师严密监护并有抢救措施的条件下使用，一旦出现过敏反应有关症状，应立即停药，并给予对症及抗过敏治疗。

【制剂与规格】注射剂型：力尔凡（注射用），10 mg。

十三、胸腺喷丁　Thymopentin

【应用】

（1）用于18岁以上的慢性乙型肝炎病人。因18岁以后胸腺开始萎缩，细胞免疫功能减退。

（2）各种原发性或继发性T细胞缺陷病。

（3）某些自身免疫病（如类风湿关节炎、系统性红斑狼疮等）。

（4）各种细胞免疫功能低下的疾病。

（5）肿瘤的辅助治疗。

【用法】肌内注射：10mg／次，1～2次／周，15～30 d为1个疗程，或遵医嘱；也可溶于250 ml 0.9%氯化钠注射液慢速单独滴注。

【注意】

（1）不良反应：耐受性良好，个别可见恶心、发热、头晕、胸闷、无力等不良反应，少数病人偶有嗜睡感。

（2）慢性乙型肝炎病人使用时可能ALT水平短暂上升，如无肝衰竭预兆出现，仍可继续使用本品。

（3）对本品有过敏反应者或器官移植者禁用。

（4）本品通过增强病人的免疫功能而发挥治疗作用的，故而对正在接受免疫抑制治疗的病人（例如器官移植受者）不应使用本品，除非治疗带来的裨益明显大于危险性。

（5）治疗期间应定期检查肝功能。

(6)18 岁以下病人慎用。

【制剂与规格】注射剂型：五泰（注射用），10 mg。

十四、核酸酪素 Nucleic Acid and Casein Hydrolysate

【别名】核酪。

【应用】能增强机体非特异性免疫功能，从而提高人体的抗病能力。用于反复呼吸道感染，哮喘性支气管炎，慢性支气管炎。

【用法】口服：10 ml / 次，2 次 / d。

【注意】

（1）本品含核酸水解物、酪蛋白水解物和多种氨基酸。

（2）在发病季节前提早使用，效果更佳。

（3）对患有免疫缺陷，先天畸形等基础疾病者疗效不佳。

【制剂与规格】口服剂型：核酪口服液，10 ml×6 支。

第十二章　抗肿瘤药

第一节　烷化剂抗肿瘤药

一、环磷酰胺 Cyclophosphamide

【别名】环磷酰胺。

【应用】在体内被活化，释放出氮芥基，从而抑制肿瘤生长。亦通过杀伤多种免疫细胞而抑制抗体形成，排斥反应，移植物抗宿主反应和迟发性超敏反应。用于恶性淋巴瘤、急慢性淋巴细胞白血病、多发性骨髓瘤、乳腺癌、晚期肺癌、晚期鼻咽癌、神经母细胞瘤、骨肉瘤及睾丸肿瘤。

【用法】口服：50～100 mg／次，2～3 次／d，1 个疗程总量 10～15 g。静注：联合用药每次 500 mg／m_2，1 次／周，连用 2 次，3～4 周为 1 个疗程。

【注意】

（1）不良反应：骨髓抑制、脱发、胃肠道反应、口腔炎、膀胱炎等。

（2）合用巴比妥或皮质激素、别嘌醇等肝药酶诱导剂时需注意。

（3）肾功能异常慎用。

（4）本品代谢物对尿路有刺激，应用时应多喝茶水。

【制剂与规格】注射剂型：注射用环磷酰胺，200 mg。

二、氮芥 Chlormethine

【别名】甲氯乙胺。

【应用】氮芥主要用于恶性淋巴瘤及癌性胸膜、心包及腹腔积液。目前已很少用于其他肿瘤，对急性白血病无效。

【用法】静注：每次 6 mg／m2（一般为 5～10mg），由近针端输液皮管中冲入。体腔内注射时用生理盐水 20～40 ml 稀释，在抽液后即时注入。

【注意】不良反应：消化道反应、骨髓抑制（9～14 d 最低，16～20 d 恢复）、脱发、注射于血管外时可引起溃疡。

【制剂与规格】注射剂型：氮芥注射液，1 ml：5 mg。

三、异环磷酰胺 Ifosfamide

【别名】异环磷酰胺。

【应用】为环磷酰胺同分异构体，对造血系统毒性较环磷酰胺低。用于骨及软组织肉瘤、非小细胞肺癌、乳腺癌、头颈部癌、子宫癌、食管癌。

【用法】静滴：常用剂量每次 1.2～2.0 g / m^2，1 次 / d，连续 5 d，每 3～4 周重复 1 次。

【注意】

（1）不良反应：骨髓抑制、脱发、胃肠道反应、口腔炎、膀胱炎等。

（2）对本品过敏、严重骨髓抑制、肾功能不良、双侧输尿管阻塞者禁用。

（3）注意骨髓、肝、肾功能改变情况。

（4）本品应与泌尿系统保护剂美司那合用。

【制剂与规格】注射剂型：匹服平（注射用），1.0g。

第二节　抗代谢类抗肿瘤药

一、阿糖胞苷 Cytarabine

【别名】阿糖胞苷。

【应用】作用于 S 期，抑制 DNA 聚合酶活性并抑制 I)NA 的合成，干扰 DNA 的复制。对单纯疱疹病毒有抑制作用。用于急性粒细胞白血病、消化道癌、眼带状疱疹、单纯疱疹性结膜炎等。

【用法】静注：1～2 mg / kg，1 次 / d，连用 10～14 d 为 1 个疗程。或 4～6 mg，/ kg，2 次 / 周。静滴：5～7.5 mg / (kg·d)，滴 8～12 h，连用 4～5 d。皮下注射：用于维持治疗，每次 1～3 mg / k，1～2 次 / 周。

【注意】

（1）不良反应：胃肠道反应（如食欲减退、恶心、呕吐）、骨髓抑制（如白细胞及血小板下降、贫血等）、发热、脱发、皮疹、肝功能损伤等。

（2）用药期间检查血象。

【制剂与规格】注射剂型：赛得萨（注射用），100 mg。

二、氟尿嘧啶 Fluorouracil

【别名】5-氟尿嘧啶，5-FU。

【应用】嘧啶拮抗剂，影响 DNA 及 RNA 的生物合成，对细胞增殖周期 S 期最敏感。用于消化道癌（胃癌、结肠癌、肝癌、胰腺癌、食管癌等）、乳腺癌、卵巢癌、宫颈癌、绒毛膜上皮癌、肝癌、膀胱癌、皮肤癌。

【用法】静注：0.25～0.5 g / 次，1 d 或隔天 1 次。1 个疗程总量 5～10 g。静滴：0.25～0.75 g / 次，1 次 / d 或隔天 1 次。1 个疗程总量 8～10 g。

【注意】

（1）不良反应：骨髓抑制，消化道反应，严重者可有腹泻，局部注射部位静脉炎等。

（2）用药期间严格检查血象。

【制剂与规格】　注射剂型：氟尿嘧啶注射液，10 ml：250mg。

三、甲氨蝶呤 Methotrexatee

【别名】氨甲蝶呤，MTx。

【应用】抑制二氢叶酸还原酶，影响四氢叶酸生成，从而使 DNA 和 RNA 合成受阻。主要作用于 S 期。用于各种急性白血病、绒毛膜上皮癌、骨肉瘤、乳腺癌、睾丸肿瘤。

【用法】白血病：口服，0.1 mg / (kg • d)，1 次口服，一般有效疗程的安全剂量为 50～150 mg，总剂量应视骨髓情况而定。鞘内注射 10～15 mg / 次，1 次 / 5～14 d，共 5～6 次。绒毛膜上皮癌成人 10～30 mg / 次，口服或肌注，1 次 / d，连用 5 d，以后视病情而定。实体瘤：静注，10～20 mg / 次，2 次 / 周，连续 6 周为 1 个疗程。

【注意】

（1）不良反应：骨髓抑制、口腔炎、胃炎、腹泻、恶心、呕吐，严重时可便血。此外还可引起肝肾功能损害、脱发、皮炎、色素沉着、月经延迟、生殖功能减退，妊娠早期可致畸胎，鞘内注射可能出现视力模糊、眩晕、头痛、意识障碍。

（2）肝肾功能不全者及孕妇忌用。

（3）用药期间常查血象。

【制剂与规格】口服剂型：甲氨蝶呤片，2.5 mg×100 片。注射剂型：甲氨蝶呤（注射用），5 mg，1 g。

四、氟达拉滨 Fludarabine

【应用】适用于 B 细胞性慢性淋巴细胞白血病病人的治疗，这些病人至少接受过一个标准的烷化剂方案治疗，但在治疗期间或治疗后，病情并没有改善或仍持续进展。

【用法】推荐剂量为 25 mg / (m2 • d)，连用 5 d，每 28 d 为 1 个疗程。每支药品用 2 ml 注射用水配制，每毫升中溶液含有 25 mg 磷酸氟达拉滨。如需静脉注射，则使用 0.％氯化钠将所有剂量的药物稀释成 100 ml 溶液，输液时间应持续在 30min 以上。

【注意】

（1）应遵守正确的操作规程。按照细胞毒性药物常规处理操作。溢出物或者废弃物应使用灭菌处理。

（2）在处理和配制溶液时要小心谨慎。为防止操作时小瓶破裂或者突然溅出，建议使用乳胶手套和护目镜。如果皮肤或黏膜不慎溅上药液，应使用肥皂和水彻底清洗该处。如果药液进入眼部，应使用大量清水彻底淋洗眼部。应避免吸入。

（3）下述病人不宜使用：对该药或其成分过敏者；肌酐清除率低于 30 ml / min 的肾功能不全者；失代偿期的溶血性贫血者；孕妇和哺乳期妇女不宜使用。

【制剂与规格】注射剂型：福达华（注射用），50 mg，

五、吉西他滨 Gemcitabine

【应用】本品经核苷激酶作用转化为具有活性的二磷酸及三磷酸核苷，能抑制 DNA 合成，主要作用于 G1 / S 期。用于治疗局限晚期或已转移的非小细胞肺癌和局限晚期或已转

移的胰腺癌。

【用法】静滴：单药 1 000 mg / m2，静滴 30 min，治疗非小细胞肺癌 1 次 / 周，连续 3 周，随后休息 1 周，每 4 周重复 1 次。晚期胰腺癌 1 次 / 周，连续 7 周，随后休息 1 周，以后 1 次 / 周，连续 3 周，休息 1 周。与顺铂联合治疗非小细胞肺癌：3 周疗法：本品 1 250 mg / m2，静滴 30 min，第 1、8 天给药，休息 1 周，重复此疗法。4 周疗法：本品 1 000 mg / m2，静滴 30 min，第 1、8、15 天给药，休息 1 周后重复此疗法。

【注意】

（1）不良反应：贫血、白细胞降低和血小板减少、皮疹、瘙痒、支气管痉挛、发热、头痛、困倦、嗜睡、恶心、呕吐、腹泻、便秘、肝脏转氨酶异常、轻度蛋白尿和血尿等。

（2）孕妇和哺乳期妇女禁用。

（3）使用时监测血小板、白细胞、中性粒细胞数。

（4）定期检查肝肾功能。

（5）仅能用 0.9%氯化钠溶解本品。配制浓度应少于 40 mg / ml 才能溶解完全，配制好的溶液应贮存在室温并在 24h 内使用，不得冷藏。

【制剂与规格】注射剂型：泽菲（注射用），200 mg。

六、氟脲苷 Floxuridine

【应用】在体内经胸腺啶核苷激酶作用转化为活性型氟脲苷单磷酸盐，从而抑制脱氧胸苷酸合成酶，影响 DNA 合成，为 S 期周期特异性药物。适用于肝癌、直肠癌、食管癌、胃癌、乳腺癌和肺癌等。对无法手术切除的原发性肝癌疗效显著。

【用法】静滴：参照 5-FU，肝动脉插管，250～500 mg / 次，1 次 / d；动脉灌注：每瓶加入 8～10 ml 注射用水溶解即可；静脉灌注：每瓶加入 8～10 ml 注射用水溶解，掺入 5%葡萄糖注射液中。

【注意】

（1）不良反应：恶心、呕吐、食欲不振、腹泻及白细胞减少等。

（2）对本品有严重过敏症状既往史的病人、孕妇禁用。

（3）经常进行血液检查、肝功能、肾功能检查等。

（4）注意有无感染及出血倾向。

【制剂与规格】注射剂型：氟尿苷（注射用），250 mg。

七、羟基脲 Hydroxycarbamide

【应用】抑制核苷酸还原酶，选择性阻止 DNA 合成，杀伤 S 期细胞，并可提高放射线的疗效。用于恶性黑色素瘤、慢性粒细胞白血病，与放射线合用治疗脑瘤也有一定疗效。

【用法】 口服：0.5 g / 次，1～1.5 g / d，或每次 60～80 mg / kg，2 次 / 周，一般给药 6～7 周。

【注意】

（1）不良反应：主要为骨髓抑制和胃肠道反应。

（2）定期查血象。

（3）孕妇禁用。

【制剂与规格】 口服剂型：羟基脲片，500 mg×100 片。

第三节 抗生素类抗肿瘤药

一、丝裂霉素 Mitomycin

【别名】丝裂霉素。

【应用】能破坏 DNA 结构和抑制其复制，从而抑制癌细胞分裂，是一种细胞周期非特异性药物。用于胃癌、肠癌、肝癌、胰腺癌、肺癌、乳腺癌、宫颈癌、绒毛膜上皮癌、恶性淋巴瘤、癌性胸腔积液、腹腔积液等。

【用法】静注：2 mg / 次，或 2 次 / 周，4～6 mg / 次，40～60mg 为 1 个疗程。或 8～10mg / m2 静脉冲入，每 3 周一次。

【注意】

（1）不良反应：骨髓抑制、胃肠道反应。此外对肾脏、肺亦有毒性。个别病人有口腔炎、乏力、脱发等。

（2）用药期间应严格检查血象。

（3）用药时防止药液漏出血管外。

【制剂与规格】注射剂型：丝裂霉素 C（注射用），2 mg。

二、平阳霉素 Pingyangmycin

【应用】为博来霉素多种组分中的一个单一组分，可抑制 I)NA 合成和切断 DNA 链。用于皮肤癌、头颈部恶性肿瘤、恶性淋巴瘤、乳腺癌、宫颈癌、食管癌、外阴癌、坏死性肉芽肿等。

【用法】静注、肌注、肿瘤内注射：8 mg / 次，隔天 1 次，1 个疗程总量 240 mg。

【注意】

（1）不良反应：发热、胃肠道反应、皮肤反应、脱发、肢端麻痛、口腔炎、肺炎样变或肺纤维化等。

（2）用药期间注意检查肺部，如出现肺炎样病变应停药。

【制剂与规格】注射剂型：平阳霉素（注射用），8 mg。

三、吡柔比星 Pirarubicin

【别名】吡柔比星。

【应用】能抑制核酸合成，使肿瘤细胞在 G2 期中止增殖直至死亡。用于治疗头颈部肿瘤、乳腺癌、胃癌、尿路上皮癌、卵巢癌、子宫癌、急性白血病、恶性淋巴瘤等。

【用法】静注：①3～4 周一次，40～60 mg(25～40 mg / m2) / 次，3～4 周一个疗程，反复使用。②3～4 周二次，30～40 mg(20～25 mg / m2) / 次，连续用药 2 d，3～4 周一个疗程，反复使用。③1 次 / 周，20～40 mg(14～25 mg / m2) / 次，间隔 1 周，用药 2～3 次，3～4 周一个疗程，反复使用。④1 次 / d，10～20 mg(7～14 mg / m2) / 次，连续用药 3～5 d，3～4 周一个疗程，反复应用。⑤1 次 / d，10～30 mg(7～20 mg / m2) / 次，连续用药 5 d，停药至骨髓功能恢复后，再反复应用。头颈部癌用③或④法；乳腺癌、胃癌为①或③法；卵巢癌、子宫癌为①法；尿路上皮癌为①或②法；急性白血病为⑤法；恶性淋巴瘤为①或④法。动注：头颈部肿瘤、膀胱癌，1 次 / d，10～20 mg(7～14 mg / m2) / 次，连日或隔日应用 5～10 次。膀胱内注入：用于膀胱癌，1 次 / d，15～30 mg 溶成 500～1 000 μg / ml 溶液，3 次 / 周，每次在膀胱内保留药液 1～2 h。以此为 1 个疗程，反复 2～3 个疗程。

【注意】

（1）不良反应：心电图异常、心率过速、心律失常甚至心衰、血象改变、肝肾功能异常、食欲不振、恶心、呕吐、口腔炎、脱毛、色素沉着、疲倦、头痛、头晕、皮疹，偶有发烧、心悸、气喘、血清总蛋白减少、电解质异常，膀胱内注入可出现尿频、排尿痛、血尿等膀胱刺激征状。

（2）心脏功能异常或有心脏病史病人，对本品有严重过敏史病人，孕妇及可能妊娠妇女禁用。

（3）本品可以 10 ml 5%GS 或注射用水溶解，困难溶于生理盐水，不宜以生理盐水作溶剂。

【制剂与规格】注射剂型：吡柔比星（注射用），10 mg。

四、表柔比星 Epirubicin

【别名】表柔比星。

【应用】能嵌入 DNA，干扰转录过程，阻止 mRNA 合成，为一细胞周期非特异性药物。用于乳腺癌、恶性淋巴瘤、卵巢癌、消化道癌、肺癌、白血病、头颈部癌、软组织肉瘤、膀胱癌、肾癌及恶性黑色素瘤等。

【用法】静注：60～90 mg / m^2，每 3 周一次。1 次剂量静注速度不少于 3～5 min。

【注意】

（1）不良反应：骨髓抑制、心脏毒性、胃肠功能紊乱、脱发、黏膜炎、高热等。药物外渗或滴至皮下可引起严重组织损伤及坏死。

（2）有显著骨髓抑制病人、心脏受损病人忌用。

（3）用药期间应查血象、肝功能及心脏功能。

（4）不可与肝素混合，与其他抗肿瘤药不应在同一注射器中。

（5）肝、肾功能不全者慎用。

（6）注射局部可产生静脉炎。

【制剂与规格】注射剂型：表柔比星（注射用），10mg；法玛新（注射用），10 mg。

五、阿柔比星 Aclarubicin

【别名】阿克拉霉素。

【应用】与多柔比星相近，为周期非特异性药。临床适应证尚未完全确定，可参考多柔比星。用于肺癌、乳腺癌、消化道癌等。

【用法】静滴：剂量为10～20 mg / d，7～10 d重复1次。一般总量不超过300 mg。

【注意】

（1）不良反应：恶心、呕吐和食欲不振等胃肠反应及白细胞减少。

（2）心脏毒性小，对肝肾功能的影响不大。

【制剂与规格】注射剂型：阿柔比星（注射用），20 mg。

第四节 天然来源抗肿瘤药

一、长春新碱 Vincristine

【应用】影响细胞中纺锤体形成，使有丝分裂终止于中期。为细胞周期特异性药物，小剂量主要作用于M期，剂量增大可杀伤S期细胞。用于急性白血病、恶性淋巴瘤、绒毛膜上皮癌、乳腺癌、肾母细胞瘤、神经母细胞瘤、尤文瘤、脑瘤、平滑肌肉瘤、宫颈癌等。

【用法】静注：成人1～2 mg / 次，儿童0.075 mg / kg，1次 / 周。

【注意】

（1）不良反应：胃肠道反应、骨髓抑制、周围神经炎（如四肢麻木、腱反射消失、肌肉震颤、头痛、精神抑郁等）、脱发、直立性低血压、乏力、发热。

（2）局部刺激，如药液外漏可引起局部坏死。

（3）与吡咯类抗真菌剂合用，增加神经系统副作用。

（4）与苯妥英钠合用，降低苯妥英钠的吸收。

（5）肝功能异常时减量使用。

【制剂与规格】注射剂型：长春新碱（注射用），1 mg。

二、长春瑞滨 Vinorelbine

【别名】长春瑞滨。

【应用】长春碱类阻止细胞分裂的抗肿瘤药物，直接作用于微管蛋白 / 微管的动态平衡。适用于非小细胞肺癌和转移性乳腺癌。

【用法】静注：单药常用剂量为每周 25～30 mg / m2，连用 2 次为 1 个疗程。联合用药剂量根据用药方案而定，一般 25～30 mg / m2，药物溶于生理盐水并于短时间（15～20 min）内输入。

【注意】

（1）不良反应：血液学毒性、神经毒性、胃肠道毒性、呼吸道毒性，药液外渗可引起局部皮肤红肿甚至坏死。

（2）严重肝功能障碍者、妊娠或哺乳期妇女禁用。

（3）用药期间应密切观察血象变化，每次用药前均应检测血红蛋白、白细胞和粒细胞计数。

（4）肝功能不正常时剂量应减少。

（5）肾功能不全时慎用。

（6）静脉注射时药物外渗，可引起严重反应甚至组织坏死，因而静注时应防止药液外漏。

（7）谨防药物污染眼部，以免引起严重刺激反应或角膜溃疡。

（8）本品应于 2～8℃保存。开启或配置后，室温下可保存 24 h。

【制剂与规格】注射剂型：盖诺（注射用），10 mg。

三、依托泊苷 Etoposide

【应用】细胞周期特异性药物，主要作用于 S 期和 G2 期，从而抑制 DNA、RNA 及蛋白质合成。用于急性粒细胞白血病，急性单核细胞白血病，小细胞肺癌，恶性淋巴瘤，睾丸癌等。

【用法】静滴：60～100 mg / (m^2 • d)，连用 3～5 d，3～4 周后重复用药。

【注意】

（1）不良反应：骨髓抑制、消化道反应、脱发、低血压、静脉炎等。

（2）骨髓抑制、白细胞、血小板明显低下者以及心、肝、肾功能有严重障碍者禁用。

（3）不能与葡萄糖溶液混合，因可形成微细沉淀。

【制剂与规格】注射剂型：VP-16 注射液，5 ml：100 mg。

四、羟喜树碱，Hydroxycarnptothecine

【应用】抑杀处于增殖期的肿瘤细胞，属于细胞周期特异性药物，主要作用于 S 期，并对 G2 期及 M 期边界有延缓作用。适用于原发性肝癌、胃癌、头颈部癌及急慢性白血病、膀胱癌。

【用法】静注：4～6 mg / d，用生理盐水 20 ml 稀释后缓慢注射。

【注意】

（1）不良反应：胃肠道反应，骨髓抑制，脱发及心电图改变，泌尿道刺激征状。

（2）用药期间宜严密观察血象变化。

（3）孕妇慎用。

（4）本品仅限用生理盐水稀释。

【制剂与规格】注射剂型：羟喜树碱（注射用），2 mg。

五、长春地辛 Vindesine

【应用】细胞周期特异性抗肿瘤药物。适用于急性淋巴细胞白血病、慢性粒细胞白血病急变期、霍奇金病、非霍奇金淋巴瘤、乳腺癌、食管癌、卵巢癌、睾丸肿瘤、恶性黑色素瘤、小细胞肺癌及非小细胞肺癌、头颈部癌、大肠癌及脑癌。

【用法】静滴：成人 3 mg / m^2，1 次 / 周，4～6 次为 1 个疗程。

【注意】

（1）不良反应：骨髓抑制，如白细胞、血小板下降。胃肠道反应如食欲不振、恶心、呕吐。神经毒性如末梢神经炎、乏力、肌肉酸痛。静脉注射时，如药物不慎漏于血管外，可能引起皮肤炎症、溃疡、坏死。

（2）骨髓功能低下，严重感染或发热病人禁用。

（3）肝、肾功能损害的病人及孕妇慎用。如白细胞降到3×109／L及血小板降到50×109／L应停药。

（4）与长春碱类或鬼臼素类药物合用，可增加神经系统毒性。

【制剂与规格】注射剂型：西艾克（注射用），1 mg。

六、多西他赛 Docetaxel

【应用】为紫杉醇类抗肿瘤药。适用于先期化疗失败的晚期或转移性乳腺癌及以顺铂为主的化疗失败的晚期或转移性非小细胞肺癌的治疗。

【用法】静滴：75mg／m^2滴注 1 h，每 3 周一次。加入 5%葡萄糖或 0.9%氯化钠注射液，终浓度不超过 0.9 mg／ml。

【注意】

（1）不良反应：中性粒细胞减少、过敏反应、红斑、胸闷、背痛、药物热、皮疹、水肿、恶心、呕吐或腹泻、神经毒性、低血压等心血管毒副作用、脱发、无力、黏膜炎、关节痛、肌肉痛和注射部位反应等。

（2）对本品过敏者、孕妇及哺乳期妇女、儿童、老年者、白细胞小于 1.5×109／L者、肝功能严重损害的病人禁用。

（3）所有病人在接受多西他赛治疗前需预服药物以减轻体液潴留的发生，预服药物只包括糖皮质激素类，如地塞米松，在多西他赛注射头 1 d 开始服用，每天 1 6 mg，服用 4～5 d。

（4）治疗期间应经常对血细胞计数进行监测。

【制剂与规格】注射剂型：多帕菲（注射用），20 mg。

七、替尼泊苷 Tenlposide

【应用】主要有效病种为：小细胞肺癌，急性淋巴细胞白血病、神经母细胞瘤和淋巴瘤。

【用法】静滴：一般在使用前用5%葡萄糖或生理盐水配成0.5～1.0 mg / ml溶液，静脉滴注30～60 min。50～100 mg / 次，1次 / d，连用3～5 d，3～4周重复。

【注意】不良反应：恶心呕吐、骨髓抑制（最低在给药后第13～18 d）、脱发，输注过快可有过敏反应。

【制剂与规格】注射剂型：Vm-26注射液，5 ml：50 mg。

第五节 激素类抗肿瘤药

一、他莫昔芬 Tamoxifen

【别名】特莱芬，三阿替洛尔。

【应用】抗雌激素药物，用于乳腺癌和不排卵性不育症。

【用法】口服：20 mg / d，分1～2次服用。

【注意】

（1）不良反应：恶心、呕吐、月经失调、停经、阴道出血、颜面潮红、脱发、皮疹、头痛、眩晕、浮肿、骨痛、肿瘤处疼痛。

（2）服药期间出现阴道异常出血应尽快检查。

（3）与华法林或类似药物同服需注意。

（4）孕妇及哺乳期妇女禁用。

【制剂与规格】口服剂型：他莫昔芬片，10 mg× 60片。

二、托瑞米芬 Toremifene

【别名】托瑞米芬。

【应用】本药的抗乳腺癌作用除抗雌激素因素外，可能还有其他抗癌机制，如改变肿瘤基因表达、分泌生长因子、诱导细胞凋亡及影响细胞动力学周期等。用于治疗雌激素受体阳性的乳腺癌。

【用法】口服：推荐剂量为 60 mg / 次，1 次 / d。

【注意】

（1）不良反应：

1）血液：少见血栓栓塞事件发生。

2）胃肠道：可有恶心、呕吐；少见食欲缺乏、便秘。

3）生殖系统：常见阴道出血、白带；少见子宫肥大；罕见子宫息肉；子宫内膜增生及子宫内膜癌则罕见。

4）肝脏：罕见氨基转移酶值升高及黄疸。

5）精神 / 神经系统：常见头晕、疲倦、抑郁；少见失眠、头痛；罕见眩晕。

6）呼吸系统：少见呼吸困难。

7）皮肤：常见皮疹、瘙痒、面部潮红、多汗、水肿；脱发则罕见。

（2）禁忌证：①对本药过敏者。②孕妇及哺乳妇女。③既往有血栓栓塞性疾病史者一般不宜接受本药治疗。④子宫内膜增生症或严重肝衰竭者禁止长期服用本药。

（3）慎用：①骨转移病人。②非代偿性心功能不全及严重心绞痛者。③肝功能不全者。④白细胞减少症及血小板减少症病人。

【制剂与规格】口服剂型：法乐通片，60 mg×30 片。

第六节　其他抗肿瘤药

一、顺铂 Cisplatin

【应用】为铬的金属络合物，能与 DNA 链交叉联结，破坏 DNA 复制，从而抑制癌细胞分裂。用于睾丸恶性肿瘤、胚胎瘤、精原细胞瘤、卵巢癌、乳腺癌、膀胱癌、头颈部癌、肺癌、食管癌、恶性黑色素瘤、恶性淋巴瘤、软组织肉瘤、瘤性胸腹水等。

【用法】静注、静滴、动脉插管注射：20~30 mg / d，连用 3～5 d（总量为 150mg），间隔 3 周重复使用，可重复 3～4 个疗程，合并其他化疗药时的总量为 50～120 mg / m^2。

【注意】

（1）不良反应：肾脏毒性、骨髓抑制、听神经毒性、胃肠道反应。少数有心电图改变及肝功能损害。

（2）肾损害、严重骨髓抑制及孕妇禁用。

（3）不能同时使用其他有肾毒性和耳毒性的药物。

（4）治疗过程中密切注意血、尿、肝、肾功能及听力。

【制剂与规格】注射剂型：顺铂（注射用），20 mg，50 mg。

二、卡铂 Carboplatin

【应用】作用与顺铂相同，抑制 DNA 合成，毒性明显低于顺铂。用于卵巢癌、小细胞肺癌、头颈部癌。

【用法】 推荐剂量为 400 mg / m2，单剂量静滴 15～60 min。2 次给药间隔 4 周。

【注意】

（1）不良反应：血液系统毒性、肾毒性、消化道反应、耳毒性、神经毒性、肝毒性等。

（2）肾功能不全，严重骨髓抑制，对含铂药物或甘露醇过敏者及孕妇、哺乳期妇女禁用。

（3）不与其他骨髓抑制或肾毒性药物合用。

（4）用药前后查血象及肝肾功能。

【制剂与规格】注射剂型：波贝（注射用），50 mg。

三、门冬酰胺酶 Asparaginase

【应用】一种对肿瘤细胞有选择性抑制作用的药物，对急性淋巴细胞白血病的疗效最好。对急性粒细胞型白血病和急性单核细胞白血病也有一定的疗效。对恶性淋巴瘤也有较好的疗效。

【用法】可用于静脉注射、静脉滴注、肌内注射和鞘内注射。一般剂量：10 000 ～ 15 000 U / m2，每周 3～7 次，亦可每周 1 次。一般 3～4 周为 1 个疗程。总剂量应根据所用药物的纯度和毒性而定。静脉注射以 0.9%氯化钠注射液 20～40 ml 稀释，静脉滴注用 5%葡萄糖液或 0.9%氯化钠注射液 500 ml 稀释。

【注意】

（1）不良反应：本品为取自大肠杆菌的酶制剂类抗肿瘤药物，门冬酰胺酶含有内毒素，故可引起发热现象。此外还有食欲减退、恶心、呕吐、腹泻等反应，有的病人有头痛、头昏、嗜睡、精神错乱等。门冬酰胺酶能引起蛋白质低下、血脂过高或过低，氮质血症和肝功能损伤。约 1／3～1／2 病人有骨髓抑制，表现为白细胞和血小板下降，有的病人可有贫血、凝血障碍、局部出血、感染等。还有报道有的病人有心血管系统症状、脱发、蛋白尿等。极少数病人可发生胰腺炎。

（2）可引起过敏反应，故用药前必须先做皮肤试验，一般用 10~50 U／0.1 ml 作皮内注射。观察 3 h，如有红肿、斑块，则为过敏反应。有过敏史的病人应十分小心或不用。

（3）不同药厂、不同批号的产品，其纯度和过敏反应均有差异，使用时必须慎重。

（4）有致畸胎作用，妊娠早期应禁用。

（5）肝、肾功能严重损害者忌用。

（6）溶解后，不宜长时间放置，以免丧失活力。

【制剂与规格】注射剂型：L-门冬酰胺酶（注射用），10 000 U。

四、米托蒽醌 Mitoxantrone

【应用】

（1）主要用于治疗恶性淋巴瘤、乳腺癌和急性白血病。

（2）用于治疗肺癌、黑色素瘤、软组织肉瘤、多发性骨髓瘤、肝癌、大肠癌、肾癌、前列腺癌、子宫内膜癌、睾丸肿瘤、卵巢癌和头颈部癌，有一定疗效。

【用法】成人：常规剂量，静滴：①单药治疗：12～14 mg／m^2／次，溶于生理盐水或 5%葡萄糖注射液中（至少 50 ml）静脉滴注，时间不少于 30 min，每 3～4 周一次。或每次 4～8 mg／m^2，1 次／d，连用 3～5 d，间隔 2～3 周重复。②联合用药：本药每次 5～10 mg／m^2。儿童：常规剂量，静脉滴注：单次剂量最高可达 24mg／m2。

【注意】

（1）不良反应：

1）血液：骨髓抑制为本药剂量限制性毒性。白细胞减少常见，血小板减少较轻，一般用药后 8～15 d 白细胞和血小板下降至最低值，停药后 22 d 左右可恢复。多个疗程后可导致轻度贫血。

2）胃肠道：可有恶心、呕吐、食欲减退、腹泻等。

3）心血管系统：主要表现为心肌肥大和纤维化；也可有心悸、期外收缩及心电图异常；心力衰竭罕见，主要发生于既往用过多柔比星的病人。心脏毒性与本药总累积量有关，当总累积量超过 140～160 mg / m^2时，心肌损害增加。有文献报道，本药导致心力衰竭的最低剂量为 55～255 mg / m^2，导致左心室排血量减少的最低剂量为 21～150 mg / m^2。此外，用药后可出现静脉炎。

4）泌尿生殖系统：可引起闭经、精子缺乏及肾功能异常。偶有尿道感染等。

5）局部：偶见注射局部红斑和轻度肿胀，静脉注射药液外漏时，会发生严重的局部反应。

6）其他：可有脱发、皮疹、口腔炎、肝功能异常，偶有发热、呼吸困难等。

（2）禁忌证：①对本药过敏者。②有骨髓抑制者。③肝功能不全者。④伴有心、肺功能不全的恶病质病人。⑤孕妇。⑥哺乳期妇女。

（3）慎用：①肝、肾疾病病人。②老年病人。③药物对妊娠的影响：孕妇禁用本药。④药物对哺乳的影响：鉴于本药可能对哺乳婴儿产生严重影响，哺乳妇女应禁用本药。⑤用药前后及用药时应当检查或监测：用药过程中，应密切监测血常规、肝肾功能、心电图，必要时应行超声心动图检查。

【制剂与规格】注射剂型：米西宁注射液，5 ml：5 mg。

五、奥沙利铂 Oxaliplatin

【应用】新型铂类衍生物，抑制 DNA 的合成和复制。本品与 DNA 结合迅速，最多只需 15min。用于治疗氟尿嘧啶无效的结直肠癌，可单独或与氟尿嘧啶和甲酰四氢叶酸联合使用。

【用法】静滴：单药治疗，130 mg / m^2，溶于 250～500 ml 5%葡萄糖中输注 2～6 h。每 3 周给药 1 次，3～6 个周期。联合用药，本品 85 mg / m^2 每 2 周重复 1 次或 130 mg / m^2，每 3 周重复 1 次，在输液 5-FU 前给药。

【注意】

（1）不良反应：贫血、中性粒细胞减少、血小板减少、恶心、呕吐、腹泻、末梢神经炎、肝功能异常等。

（2）对铂类衍生物过敏者、孕妇及哺乳期妇女禁用。

（3）在每 1 个疗程治疗之前应进行血细胞计数和分类，在治疗开始之前应进行神经学检查，之后应定期进行。

（4）不要与碱性的药物或电解质、氯化物、碱性制剂等一起使用，也不要用含铝的静脉注射器具。

【制剂与规格】注射剂型：艾恒（注射用），50 mg。

六、亚砷酸 Arsenic Trioxide

【别名】三氧化二砷，亚砷酐。

【应用】适用于治疗急性早幼粒细胞白血病。

【用法】成人：5～10 mg / 次，用 5%葡萄糖液或 0.9%氯化钠溶液 500 ml 稀释后静脉滴注，1 次 / d，4～6 周为 1 个疗程。儿童：静脉滴注，每次 0.16 mg / kg，用法同上。

【注意】

（1）不良反应：皮肤干燥、丘疹、红斑或色素沉着、恶心、胃肠胀满、指尖麻木、血清氨基转移酶升高。

（2）禁忌证：①对本药或其他砷剂过敏者。②孕妇。

（3）慎用：①已有心血管疾病者（尤其是心力衰竭、高血压或心脏传导异常）。②糖尿病者。③现患（或曾患）周围神经疾病者。④低钾血症、低镁血症病人或同时使用排钾利尿药者。⑤哺乳及妊娠妇女。⑥肝、肾功能不全者。

（4）治疗前，应检测血清电解质（钙、钾、镁）、肌酐水平及心电图检查。治疗期间，每周检查心电图，每 2 周应检测血象、电解质、凝血功能。

【制剂与规格】注射剂型：伊泰达注射液，10 ml：10 mg。

七、氟他胺 Flutamide

【应用】本品能阻止雄性激素在靶细胞的吸入及（或）阻止雄性激素与细胞核的结合，显示强力的抗雄性激素作用。适用于以前未经治疗，或对激素控制疗法无效或失效的前列腺癌症病人。

【用法】口服：250 mg / 次，3 次 / d。与 LHRH 激动剂联合用药时，两者可同时开始使用，或者在使用 LHRH 激动剂前 24 h 使用本品。福至尔必须在放疗前 8 周开始使用，且在放疗期间持续使用。

【注意】

（1）不良反应：男子乳房女性化、乳房触痛、恶心、呕吐、食欲增加、失眠、疲劳、性欲减退、暂时性肝功能异常、长期治疗精子计数减少。

（2）长期服用的病人应定期检查肝功能和精子计数。

（3）因本药会增加血浆中睾酮及雌二醇的浓度，可能会发生水潴留现象。

【制剂与规格】口服剂型：氟他胺片，250 mg×20 片。

八、司莫司汀 Semustine

【别名】司莫司汀。

【应用】在体内其氯乙基部分使 DNA 链断裂，RNA 及蛋白质受到烷化发挥抗肿瘤作用。用于恶性黑色素瘤、恶性淋巴瘤、脑瘤、肺癌。

【用法】　口服：单用 100～200 mg / m^2，每 6～8 周给药 1 次，亦可 36 mg / m^2，1 次 / 周，6 周为 1 个疗程。合用其他药物可 75～150mg/m2，1 次 / 6 周或 30mg / m^2，1 次 / 周，连给 6 周。

【注意】不良反应：迟发性骨髓抑制，血小板、白细胞减少，亦有恶心、呕吐、食欲下降等胃肠道反应和口腔炎、脱发、肝损等。

【制剂与规格】 口服剂型：司莫司汀胶囊，50 mg×5 粒。

九、免疫核糖核酸 Immune RNA

【别名】免疫核糖核酸。

【应用】目前主要用于恶性肿瘤如乳腺癌、肾癌、肺癌、消化道癌及神经母细胞瘤和骨肉瘤等的辅助治疗。也曾试用于慢性乙肝和流行性乙脑，可使细胞免疫功能低下的部分病人恢复正常。

【用法】肿瘤：用法尚不统一，一般多采用皮下注射或静脉滴注。皮下注射：多注射于引流淋巴区的皮下，如腋下或腹股沟，可每周注射 3～5 次，连续 2～3 个月。静脉滴注：溶于 5%葡萄糖液中滴注。慢性肝炎：每周注射 1 次，1 支 / 次（正常人周围血白细胞 iRNA，每支含量 3 mg；正常人脾血白细胞 iRNA，每支含量 2 mg），疗程一般为 4～6 个月。6 个月以上者改为 2 周注射 1 次，最长者注射到 1 年。

【注意】RNA 本身无特殊反应，但由于制备过程不同，有的产品含有微量蛋白，故应注意过敏反应，并由低剂量开始应用。

【制剂与规格】注射剂型：抗乳腺癌免疫核糖核酸（注射用），2 mg。

第七节 抗肿瘤辅助药

一、美司钠 Mesna

【别名】2-美司钠、美司钠。

【应用】本品可与环磷酰胺或异环磷酰胺的毒性代谢产物如丙烯醛、4－羟基代谢物形成无毒或低毒性产物排出体外，防止用高剂量环磷酰胺类进行肿瘤化疗时引起的出血性膀胱炎等泌尿系统上皮毒性。临床上和异环磷酰胺或环磷酰胺合用，作为泌尿系统保护剂。

【用法】静滴：常用化疗药剂量的 20%，分 3 次于化疗同时，化疗后 4 h、8 h 滴注。

【注意】

（1）不良反应：一般无不良反应，而大剂量即超过 60～70mg / kg，连用几天后可出现恶心、呕吐、痉挛性腹痛、腹泻等。

（2）本品保护作用只限于泌尿系统损害。

【制剂与规格】注射剂型：美安注射液，4 ml：400 mg。

二、亚叶酸钙 Calcium Folinate

【应用】 四氢叶酸的甲酰衍生物，系叶酸在体内的活化形式，用于中和叶酸拮抗剂的即时毒性效应和大剂量甲氨蝶呤的解毒，也用于口炎性腹泻、营养不良、妊娠期或婴儿期引起的巨幼红细胞性贫血。近年应用作为结肠、直肠癌的辅助治疗，与氟尿嘧啶类合用可延长存活期。

【用法】作为甲氨蝶呤的解救疗法，一般采用剂量按体表面积为 9～15 mg / m^2，1 次 / 6～8 h，持续 2 d，直至甲氨蝶呤血清浓度在 5×(10～8)mol / L 以下。作为结肠、直肠癌的辅助治疗，与氟尿嘧啶联合应用，静脉注射，200 mg / m^2，注射时间不少于 3 min。接着用氟尿嘧啶 300～400 mg / m^2 静注，1 次 / d，连续 5 d 为 1 个疗程，根据毒性反应，每隔 4～5 周可重复 1 次，以延长存活率。

【注意】

（1）不良反应：偶见皮疹、荨麻疹或哮喘等其他过敏反应。

（2）维生素 B12 缺乏，若用此药，会引起明显的造血系统反应，导致神经受损，或者加重已有的神经损伤。

（3）治疗时若意外地使用剂量过大的叶酸拮抗剂时，应尽快给予本品，若延迟 4 h 后用药，则无效。不应与叶酸拮抗剂同时使用，因这会抵消拮抗剂的疗效。

【制剂与规格】注射剂型：注射用亚叶酸钙，3 mg，100mg。

三、铜绿假单胞菌（绿脓杆菌）制剂 Pseudomonas aeruginosa Preparation

【应用】本品能调整人体体液免疫及细胞免疫的不平衡状态，增加巨噬细胞及 NK 细胞的活性，维持 T 细胞的数量与比例，调节白细胞介素-2、干扰素与抗体的协同作用。接种后能改善机体免疫状况，可用于恶性肿瘤病人的辅助治疗，防止感染的发生。

【用法】上臂皮下注射，隔天注射 1 次，30 次为 1 个疗程，第一次注射 0.5 ml，以后每次注射 1 ml，儿童减半（幼儿为成人四分之一量）。

【注意】

（1）不良反应：注射后局部有轻度红肿，极少数有低烧症状，无需处理可自行消退。

（2）有过敏史者禁用。

（3）须将冷藏药液恢复至室温并充分摇匀后使用，存放后有少量沉淀，但不应有摇不散的凝块或异物。

（4）不得与其他药液混合注射。

（5）现尚无婴儿使用本品的资料，请慎用。

（6）孕妇及哺乳期妇女用药尚不清楚，慎用。

【制剂与规格】注射剂型：铜绿假单胞菌制剂，1 ml：(1.6～2.0)×10^9 / ml。

四、唑来膦酸 Zoledronic Acid

【应用】抑制骨吸收，还可以抑制由肿瘤释放的多种刺激因子引起的破骨细胞活动释放。用于恶性肿瘤溶骨性骨转移引起的骨痛，恶性肿瘤引起的高钙血症。

【用法】静脉滴注。成人 4 mg / 次，用 100 ml 0.9%氯化钠注射液或 5%葡萄糖注射液稀释后静脉滴注。时间应不少于 15 min。每 3～4 周给药一次或遵医嘱。

【注意】

（1）不良反应：发热，其他不良反应主要包括：全身反应：乏力、胸痛、腿浮肿、结膜炎；消化系统：恶心、呕吐、便秘、腹泻、腹痛、吞咽困难、厌食；心血管系统：低血压；血液和淋巴系统：贫血、低钾血症、低镁血症、低磷血症、低钙血症、粒细胞减少、全血细胞减少；肌肉与骨骼：骨痛、关节痛、肌肉痛；肾脏：血清中肌酸酐值升高；神经系统：失眠、焦虑、兴奋、头痛、嗜睡；呼吸系统：呼吸困难、咳嗽、胸腔积液；感染：泌尿道感染，上呼吸道感染；代谢系统：厌食，体重下降，脱水；其他：流感样症状，注射部位出现红肿，皮疹，瘙痒等。

（2）唑来膦酸的毒副作用多为轻度和一过性的，大多数情况下无需特殊处理，会在 24～48 h 后消退。

（3）对本品或其他双膦酸类药物过敏的病人禁用。

（4）严重肾功能不全者不推荐使用。

（5）孕妇及哺乳期妇女禁用。

（6）首次使用本品时应密切监测血清中钙、磷、镁以及血清肌酐的水平，如出现血清中钙、磷、镁的过低，应给予必要的补充治疗。

（7）伴有恶性高钙血症者给予本品前应充分补水，利尿剂与本品合用时只能在充分补水的情况下。本品与具有肾毒性的药物合用时应慎重。

（8）接受本品治疗时，如出现肾功能恶化，应停药至肾功能恢复至基线水平。

（9）对阿司匹林过敏的哮喘病人应慎用本品。

【制剂与规格】注射剂型：因力达（注射用），4 mg。

参考文献

[1] 陈新谦，金有豫，汤光.新编药物学[M].第十七版.北京：人民卫生出版社，2011.

[2] 李俊.临床药理学.[M].北京：人民卫生出版社，2013.

[3] 贾玫，王雪梅.消化系统疾病.[M].北京：科学技术出版社，2014.

[4] 陈立，赵志刚.临床药物治疗学.[M].北京：清华大学出版社，2014.

[5] 王舒,杨华,石学敏.国外原发性高血压的发病机制及诊治研究新进展[J].中西医结合心脑血管病杂志,2010,8(03):342-344.

[6]《中国心血管健康与疾病报告2020》概述[J].中国心血管病究,2021,19(07):582-590.

[7] 文爱东.抗菌药物规范化及个体应用指南.北京：人民军医出版社，2011.

[8] 周际昌.实用肿瘤内科治疗.北京：北京科学技术出版社，2010.

[9] 曹劲松.慢性胃炎的临床治疗分析[J].中国继续医学教育,2016,8(08):80-81.

[10] 周恩,夏童欣,芮明忠.ARB联合SGLT2抑制剂治疗慢性肾小球肾炎的效果观察[J].中国医学创新,2024,21(22):90-93.

[11] 裴玲琪,周怡宏,林世德.甲状腺功能亢进症合并肝损伤的病因诊断及治疗进展[J].海南医学,2022,33(07):922-925.

[12] 赵贺红,钱娇,刘涛,等.COPD合并肺部感染病原菌及NLR、MIP-1α、HMGB1的诊断价值[J/OL].中华医院感染学杂志,2024,(23):3537-3541.

[13] 周洁,丁益群.慢性阻塞性肺疾病患者血气分析指标及炎症指标检测的价值[J].中国医学创新,2024,21(30):142-145.

[14] 贾恩霞,刘伟,刘惠荣,等.长期家庭氧疗对慢性肺源性心脏病的作用——评《肺心病的诊断与治疗》[J].世界中医药,2024,19(16):2536.

[15] 刘月梅.肺心病的诊断与治疗[J].大家健康(学术版),2013,7(17):58-59.